병원에 가도
# 아이들 병은 왜 오래갈까?

신종플루·슈퍼박테리아도 이겨내는 기초 건강육아법

# 병원에 가도 아이들 병은 왜 오래갈까?

테라사와 마사히코 지음

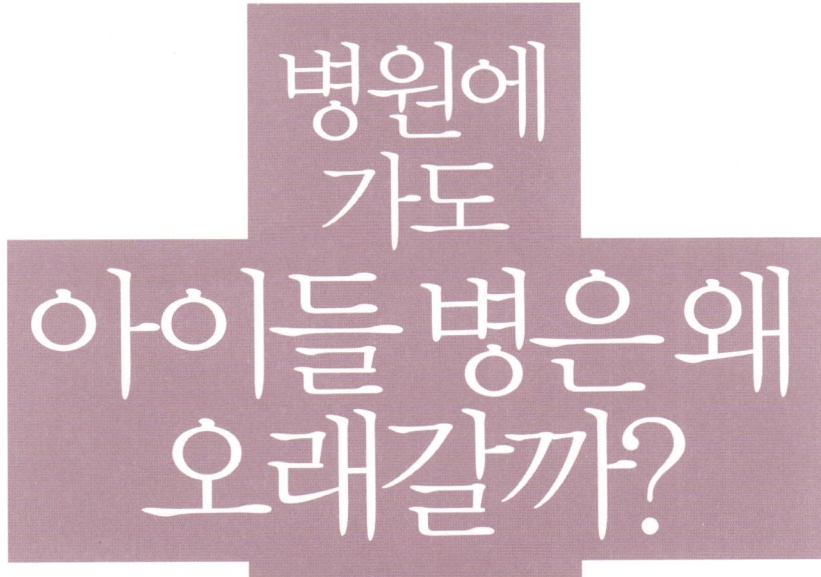

**고희선** 일본 식품과 생활의 안전기금 **옮김**
**김미나** 울산의대 서울아산병원 진단검사의학과 교수 **감수**

시금치

# 차 례 ::::

개정판 서문을 대신하여 _ 신종 인플루엔자를 염려하는 부모님들께 _ 4

서문 _ 한국의 부모님들께 _ 8

감수자의 말 _ 김미나 울산의대 서울아산병원 진단검사의학과 교수 _ 10

### 일러두기

이 책에서 자주 설명하며 다루고 있는 황색포도상구균, 폐렴구균, 용련균의 세균 명은 개정된 우리나라 〈의학용어사전〉이 권장하는 쉬운 우리말 쓰기 원칙에 따라 황색포도알균, 폐렴알균, 사슬알균으로 표기했음을 일러둡니다.

**첫째 마당** 아이들 병은 왜 오래갈까?

{ 약을 달고 사는 요즘 아이들 }

좀처럼 낫지 않는 아이들 병  17  |
항생제가 듣지 않는 소아과의 실제 사례  20  |
    콧물이 줄줄 , 감기의 경우  21   낫지 않는 농가진  22
    아픔을 호소하는 급성중이염  26   치료하기 힘들어지는 폐렴  30
건강한 아이들은 항생제 내성균에서 안전할까?  31  |
항생제 상식은 아이를 건강하게 키우는 육아상식  37  |

{ 슈퍼박테리아도 이겨내는 기초 건강육아법 }

기초 항생제 상식을 갖추자  41  |
감염 증세를 보이면 먼저 세균검사를  43 |
용량과 기간을 지켜서 먹인다  47  |  음식 속 항생제도 주의하자  49  |
멀리보고 아이들의 면역을 길러주자  52  |
아이들의 감염엔 증상치료로 충분하다  53 |
백신보다는 손 씻기, 약보다는 가글링  55  | 항균제품, 약일까? 독일까?  60 |
우리 몸엔 자연치유력이 있다  62  |

## 둘째 마당 현명한 환자가 명의를 만든다

### { 아이들이 자주 걸리는 질병의 대처법 }

감기 68 | 항생제가 필요한 감기증상은 5% 70 |
갈수록 흔해지는 마이코플라즈마 폐렴 72 |
급성중이염 74 | 삼출성 중이염 77 | 축농증 80 | 설사 83 | 복통 85 |
농가진 86 | 사슬알균감염 88 | 수막염 92 | 인플루엔자 94 |

### Q&A { 의사 선생님, 이럴 땐 어떻게 하죠? }

상처에도 항생제가 꼭 필요할까? 99 |
아이들 다래끼에도 항생제를 먹여야 할까? 100 |
아이가 항생제를 먹어도 잘 낫지 않을 때는? 101 |
MRSA 보균아를 간호할 때 주의할 점은? 105 |
감기 예방을 위해 아이에게 평소 해줄 수 있는 것은? 109 |
부모들이 알아야 할 항생제의 부작용 113 |

# 셋째 마당 감염병과 전염병, 아는 게 약이다

### { 항생제의 마법에 걸린 사회 }

인류를 구한 항생제 121 | 인류의 위협이 된 항생제 124 |
항생제가 필요한 때 128 | 항생제의 치료 원리 129 |
항생제의 종류 132 | 내성균 출현의 원리 135 |
아이들에게 자주 처방되는 항생제 138 |
의사들을 위한 〈항생제 치료 가이드라인〉 139 |

### { 가정과 학교, 어린이집에서의 감염 예방 교육 }

낫지 않으면 내성균을 의심하자 145 |
입원할 때 조심해야 할 '병원감염' 146 | 무서운 병원감염의 실체 'MRSA' 149 |
아이들을 노리는 '지역사회 MRSA' 감염 152 |
슈퍼박테리아 'VRSA'의 출현 153 |
어린이집, 학교에서 감염 예방 교육을! 155 |

**참고문헌** 159

**개정판 서문을 대신하여**

# 신종 인플루엔자를 염려하는 부모님들께

신종 인플루엔자가 전 세계를 경계태세로 몰아넣고 있습니다. 환절기를 맞아 신종 인플루엔자 감염자 수가 급격히 늘어나는 지금, 무엇을 어떻게 준비해야 할까요?

2009년 돼지로부터 신종 인플루엔자가 발생했다고 판명된 당시, 멕시코에서 감염자가 1614명, 사망자가 103명이라는 보도가 나오자 WHO를 비롯해 전 세계가 무척 걱정을 했습니다. 2009년 초가을 현재는 신종 인플루엔자가 보통 인플루엔자보다 조금 더 위험한 정도로 인식되고 있습니다.

실은 예전의 '스페인독감'도 미국과 멕시코 지역에서 발생한 신종 인플루엔자였습니다. 그런데도 스페인독감이라고 부른 이유는 1차대전에 참전해서 감기에 걸렸던 미군 병사가 유럽 전쟁에 참전하면서 스페인에서 퍼졌기 때문입니다.

이 스페인독감도 당시는 요즘 신종 인플루엔자처럼 독성이 약한 편이어서 잠잠해졌다가 다시 가을부터 독성이 강한 독감으로 유행했습니다. 이번 신종 인플루엔자도 시간이 흐를수록 4월 초의 발병 초기 멕시코 사망자 수보다는 점차 줄어드는 추세였습니다. 의사가 드문 지역에서 처음 유행했으니 혹시 다른 병을 앓고 있던 사망자 수가 포함됐는지도 모릅니다.

일반적인 계절성 독감은 겨울에서 봄까지 유행합니다. 종전의 인플루엔자는 신종 발생 후 1~2년간 유행하는 것으로 알려졌습니다. 이번 신종 인플루엔자는 초기에는 약이 불필요할 정도의 가벼운 환자가 대부분이었지만, 유행 단계에서 비만한 사람, 고령자, 당뇨병 등 만성병 환자의 감염이 증가하면서 중환자가 늘어나고 있습니다. 일본 감염자의 경우, 신종플루 감염자의 40%가 10대, 0~30세 미만이 80%를 넘고 있습니다. 이처럼 저 연령대 중심의 감염자 발생은 평상시의 계절성 독감과는 성질이 달라 보입니다.

어린이 중증 환자도 늘고 있습니다. 오키나와의 13개월 된 남아와 11세 여아, 13세 여아가 집중치료실에서 치료를 받은 중환자였고, 가와사키와 아마구사에서도 각각 남아와 여아가 중환자실에서 치료를 받았습니다. 한여름에 이미 H1N1이라는, 독성이 약한 신종 인플루엔자로 판명되면서 대부분 검사와 치료가 가능했지만, 아직 중증을 일으킬 만한 바이러스의 변이는 정확히 포착되지 않습니다.

WHO가 명명한 이 신종 인플루엔자 A형의 위험성은 어느 정도일까요? 영양 상태가 좋고 의학적 치료도 가능한 나라에서의 사망자는 그리 많지 않을 것으로 보입니다. 일본에서 사스(SARS, 중증호흡기질환)로 인한 사망자가 없었던 것처럼 말이지요. 유행한다고 해도 선진국은 사망자가 적을 테지만, 개발도상국이나 빈국에서는 사망자 수가 크게 늘어날 것입니다. 그런 점이 오히려 더욱 걱정이 듭니다.

인플루엔자가 동물에서 사람에게로 감염된 초기에는 설사, 복통 등 소화기 상태가 불안정해집니다. 이것이 사람에서 사람으로 옮겨지면 호흡기 증상이 심각해지고 폐렴으로 사망하게도 됩니다. 이번 신종 플루도 설사, 구토 등 소화기의 이상 증상이 많이 일어나고 있는 걸로 봐서, 바이러스가 변하고 있다고 봐야 합니다.

그러면 유행하는 신종 플루를 예방하는 방법은 없을까요? 우선 귀가 후에 현관에서 외투를 벗어 두고, 될 수 있으면 어디에도 손이 닿지 않게 하면서 곧바로 손과 얼굴을 씻고 가글링을 합니다. 머리부터 샴푸를 한 뒤 샤워를 하고 양치질도 같이 해 주면 이상적이지요. 이것은 유행성 독감 예방에도 똑같이 적용됩니다. 밖에서 입던 옷은 되도록 세탁을 하고, 외투까지 다 빨 수 없을 경우엔 수증기를 쏘여서 보관하면 안전합니다. 안개 같은 수분인 수증기는 바이러스를 퇴치하는 데 좋습니다.

또 감염자가 늘수록 인파가 몰리는 장소에서는 반드시 고성능 마스크를 착용합니다. 인플루엔자 예방을 위해서는 고성능 마스크가 효과가 있습니다. 특히 어린이에게 옮겨지기 쉬우므로 아이는 반드시 고성능 마스크를 착용해야 합니다. 어린이가 있는 가정은 고성능 마스크를 미리 준비해 두는 것도 좋겠지요. 고성능 방진 마스크는 71℃의 뜨거운 물로 소독하면 재사용이 가능합니다.

올해(2009년) 여름감기는 예년에 비해 발병률이 낮은 편이고, 백일해나 용련균 감염도 적었다고 합니다. 이는 신종 인플루엔자 감염 예방을 위해 손 씻기, 가글링이 보편화 된 효과로 보입니다. 감염은 대부분 손을 통한 경우가 많습니다. 너무 과민하게 신경 쓸 필요는 없지만 식사 전에 손을 깨끗하게 씻고, 식탁을 청결한 행주로 닦는 것만으로도 바이러스의 침입을 크게 막을 수 있지요. 그러나 독성이 강한 신종 인플루엔자의 발생도 시간문제일 수 있는 상황에서 무엇도 미리 단정할 수는 없습니다. 평소에 기본적인 예방수칙을 철저히 지키면서 무엇보다도 항상 건강을 신경 쓰면서 생활하시길 바랍니다.

2009년 10월, 테라사와 마사히코

서 문

# 한국의 부모님들께

**혹**시 요즘 아이들이 감기도 자주 걸리고 잘 낫지도 않는다는 것을 느끼지는 않으셨습니까? 툭하면 열이 나서 소아과를 안방 드나들 듯이 하거나, 기침과 콧물이 한 달이 지나도 낫지 않는 아이들, 중이염이 자꾸 와서 몇 달째 약을 달고 사거나 먹는 약으로는 낫지 않아 입원까지 하는 아이들. 이런 아이들의 목이나 코에는 항생제가 듣지 않는 내성균이 살고 있을지 모릅니다.

세계적으로 내성균은 급속하게 늘고 있으며 더욱 더 강해지고 있는 추세입니다. 예전에는 쉽게 고칠 수 있었던 폐렴, 수막염과 같은 아이들의 병들이 이젠 항생제가 듣지 않아서 치료가 어려워지고 있습니다. 특히 일본과 한국, 대만, 홍콩 등 극동아시아의 나라들은 세계적으로 봤을 때도 항생제의 사용이 매우 많습니다. 그 때문에 내성균으로 고통을 제일 많이 받고 있는 지역이기도 합니다. 슈퍼박테리아의 하나인 MRSA(메티실린 내성 황색 포도알균)의 발생 양상과 형태에서 한국과 일본은 공통점이 많습니다.

내성균 때문에 잘 낫지 않아 고생하는 이들은 주로 유치원, 어린이집에 다니는 아이들입니다. 내성균은 아이뿐 아니라 노인들의 폐렴 원인이 되어서 생명을 앗아가기도 합니다. 그리고 효과있는 항생제를 찾을 수 없는 다제 내성의 녹농균도 입원환자들에게 만연하고 있습니다. 이 책에서 다루기도 하는 '지역사회 감염(CA-MRSA; Community-Acquired MRSA)'은 전문가들이 그 위험성을 이미 경고했지만 결국 전 세계적으로 확산되고 있습니다. 항생제 사용량이 전혀 줄고 있지 않기 때문입니다.

그렇지만 우리 개개인이 항생제 남용을 신경쓴다면 내성균은 줄어 들고, 내성균 감염으로 고생하는 아이들도 함께 줄어 들 것입니다. 이 책은 바로 그러한 목적으로 내성균이 얼마나 무서운 존재인지, 아이들이 세균감염증에 걸렸을 때 어떻게 하면 좋은지, 아이들을 위해 부모들이 알아야 할 항생제 상식은 어떤 것인지를 쉽고 자세하게 설명하려고 했습니다.

당신의 아이를 지킬 수 있는 사람은 바로 당신입니다!

끝으로 한국어판 출간을 위해 여러 모로 도와주신 일본 식품과 생활의 안전기금의 고와카 준이치 씨와 고희선 씨, 특히나 한국어판의 감수를 맡아 주신 김미나 교수님께 깊은 감사의 마음을 전합니다.

2007년 6월, 테라사와 마사히코

**감수자의 말**

# 부모가 현명해야 아이도 건강하다

내가 이 책의 감수를 맡게 된 것은 이 책에서 자주 언급되는 히라마츠 교수 덕분이다. 반코마이신 내성 황색포도알균(VRSA)을 연구하다 보니 자연히 이 분야의 세계적 대가인 히라마츠 교수의 도움을 받았고, 교수님이 2000년도 간도미생물학회장이었을 때 초청을 받아 도쿄에서 발표를 한 적이 있어서 개인적으로 안면을 갖게 되었다.

이 책을 소개받기 전에도 히라마츠 교수가 지역사회에서 번지는 항생제 내성균에 관심을 가지고 일반인을 위한 교육용 동영상 자료를 만드는 등 여러 가지 노력을 하고 있다고 전해 들었는데 이 책의 저자인 테라사와 마사히코 선생님도 또한 그 분께 많은 영향을 받은 듯하다.

이처럼 국민의 건강을 일선에서 책임지는 의사들이 항생제 내성에 관심을 가지는 것은 당연하지만, 적극적으로 내성 확산을 막기 위해 실제 행동을 하는 경우는 드물다. 그런 면에서 히라마츠 교수나 마사히코 선생은 본받을 만한 존경스러운 분들이다.

따라서 이 책을 감수해달라는 요청에, 특히 히라마츠 교수의 소개를 통해 알게 되었다는 편집자의 설명을 듣고나서야 나도 항생제 문제를 해결하는 데 뭔가 기여할 수 있겠다는 반가운 마음으로 일을 맡게 되었다.

:: 김미나 (울산의대 서울아산병원 진단검사의학과 교수)

    처음부터 이 책이 자녀를 둔 일반 부모를 독자층으로 했기에 전문적인 내용을 이해하기 쉽게 풀어 썼을 것이라고 생각하기는 했지만 그동안의 경험으로 전문적인 내용의 글이 일본어로 쓰인 것을 한글로 옮기면 일본 용어와 한글용어가 맞지 않을 것이란 걱정 때문에 결국 일본어판 원문, 중간 완역본, 한글편집본 세 가지를 펴놓고 맞춰 가면서 감수를 했지만 역시 어려운 점이 많았다. 예를 들어 항생제 용어들을 일본어 발음대로 번역해 놓으면 우리나라에서 사용하는 약 이름과는 맞지가 않는 것이다. 감염증이나 세균 이름도 마찬가지였다.

    하지만 이 것보다 어려운 점은 이 글이 일본의 부모들을 대상으로 한 것이라 한국의 현실로는 이해할 수 없는 내용이 종종 들어 있다는 점이었다. 한국은 일본과 달리 2000년에 의약분업이 이루어지면서 항생제 사용에 관한 병원이나 제약회사의 인식이 많이 다르다는 점, 일본은 한의사 제도가 없고 의원에서도 한방약을 처방하는 점 등은 우리나라의 독자들에게 오해를 받을 우려가 있어서 한국적 상황에 대한 설명을 추가하도록 하였다. 또한 그림자료 중 일본 병원의 자료이기 때문에 한국의 독자들에게는 큰 도움이 안 되는 경우는 내가 가진 우리나라의 자료로 대체하게 하였다. 독자들에게 좀 더 실질적 도움을 줄 수 있을 것이라고 생각했기 때문이다.

이 책을 감수하면서 느낀 점은 이 책이 한국의 부모들에게도 꼭 알아야 할 내용들로 가득하다는 점이다. 항생제 내성에 관한한 한국은 이웃나라인 일본과 가장 비슷한 상황이다. 이 책의 주인공인 페니실린내성 폐렴구균, MRSA, VRSA 등이 한국과 일본에서 출현하는 시기와 분리율이 너무도 비슷하다. 더욱이 이 균들을 전문적인 방법으로 분석하면 같은 조상으로부터 퍼진 사실마저 추정되기 때문에 항생제 내성 문제는 양국의 부모들이 공동으로 대처해야 할 문제가 아닌가 생각이 들 정도이다. 다만 한국은 반코마이신 내성 장구균, 다중 약제 결핵균 연구에 대해서는 일본을 훨씬 앞질러 있다는 점을 밝혀 둔다. 이는 항생제를 올바르게 사용해야 한다는 대명제가 한국에서는 더 시급하다는 의미이기도 하다.

내성균이 출현하고 확산되는 데 기여하는 사회적인 상황도 유사한 점이 많다. '빨리빨리'로 유명한 한국사람의 기질상 약 안 쓰고 지켜보기는 더 어려운 일이고, 의사의 3분진료 또한 어제 오늘의 일이 아니다보니 의사든 보호자든 모든 감염증을 두루 빨리 낫게 해주는 항생제를 환자에게 처방하는 것이 '좋은' 일이 되는 것이다. 그런 점에서 이 책처럼 부모들에게 조목조목 실례를 들어가며 왜 항생제를 남용하는 것이 문제인가, 자녀에게 어떻게 하는 것이 더 이로운 것인지 '경고'하고, 항생제를 올바로 사용하는 방법과 감염예방에 항생제보다 손 씻기가 더 중요하다는 것을 알려주는 것이 우리나라에서 항생제 문제를 해결하는 출발점이라고 생각한다. 또 보호자에게 친절히 설명하기에 시간이 모자라고 항생제 내성에 큰 관심이 없는 의사들에 대처하는 방법들이 소개되어 있는데 한국에서도 아주 효과적일 것으로 생각한다. 이 책에 나와 있듯이 현명한 환자(또는 보호자)가 명의를 만들 수 있으며, 많은 한국의 부모들이 이 책을 읽고 꼭 실천해 주시길 바란다.

본문에 소개된 검사들이 한국에서도 가능한지 독자들이 궁금해 할 것이라는 편집자의 요청이 있어서 간단히 정리해 보았다. 책에서 소개되는 검사들은 내가 전문의 자격을 가지고 진료하는 진단검사의학과 검사실에서 하는 일들이다. 감염의 원인 세균을 찾는 검사인 그람염색, 세균배양검사, 항균제감수성검사는 모두 보험적용이 되어 본인 부담은 몇 백 원에서 몇 천 원 정도이고, 미국의 표준화된 방법에 의해 검사를 실시한다. 단 의원급에서는 큰 검사실로 보내서 검사를 하게 된다. 인플루엔자바이러스 등 바이러스성 감염을 진단하는 검사나 이 책에서 자주 언급되는 CRP검사도 쉽게 이용할 수 있는데, CRP는 일본에서는 특히 많이 이용하는 검사라 현장에서 몇 분 만에 검사결과를 알 수 있는 방법을 사용하지만, 한국에서는 진단검사의학과 검사실로 보내서 검사를 한다.

결론을 말하자면 한국에서 검사를 못 해서 마사히코 선생님의 충고를 따르지 못할 상황은 절대 아니라는 것이고, 항생제 처방이 꼭 필요한 감염과 그렇지 않은 감염을 감별하고 항생제를 쓸 때도 정확하게 원인균을 치료할 수 있도록 검사를 한 후, 치료를 하는 것이 결국 항생제 내성을 줄이고 시간을 아끼는 길이라는 것을 말씀드리고 싶다.

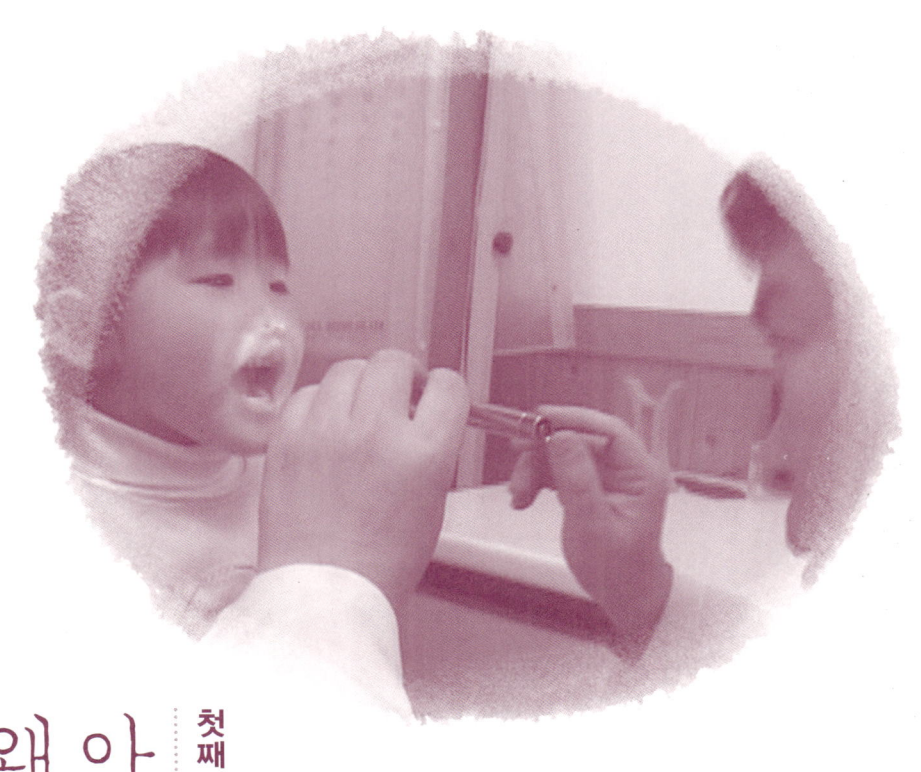

첫째 마당

## 아이들 병은 왜 오래갈까

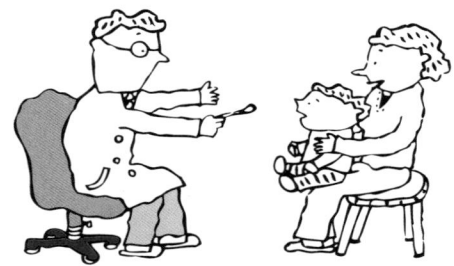

# 약을 달고 사는 요즘 아이들

## 좀처럼 낫지 않는 아이들 병

소아과 병원에는 보통 감기 증세를 보이는 아이들, 배가 아프거나 피부염 증세가 점점 심해지는 아이들이 부모님과 함께 찾아옵니다. 과거에는 진찰과 검사를 해서 약을 처방하면 대개는 쉽게 병이 나을 수 있었습니다.

그런데 최근 몇 년 사이에 약이 듣지 않거나, 같은 병을 반복적으로 앓는 아이들이 급격하게 늘었습니다. 전에는 외래 진료를 다니면서 약을 먹으면 곧잘 낫는 질병들이었지만 근래에는 입원치료가 필요하거나 더 큰 전문병원을 찾아가야 하는 경우도 잦아졌습니다.

12년 전 소아과병원을 개원한 후로 지금까지, 나는 이처럼 항생제 효과가 없는 소아환자가 갈수록 늘어나고 있다는 사실을 알게 되었습니다. 1995년부터는 이러한 현상을 염두에 두면서 좀 더 신중하게 아이들의 경과를 관찰했습니다. 그 결과, 약의 치료효과는 갈수록 점점 더 낮아지고 있었고 놀랍게도 해마다 이런 추세가 점점 강력해지고 있다는 것을 알 수 있었습니다.

물론 소아과 병원에서는 아이들의 증상에 맞게 약을 처방하고 있습니다. 그런데도 병이 좀처럼 낫지 않게 된 것은 다른 이유 때문이었습니다.

그것은 바로 항생제 내성균 때문입니다.

항생제는 누구나 한번쯤 먹어 보았을 흔한 약입니다. 오렌지 색깔을 넣고 맛도 달게 만든, 아이들 용으로 나온 종류도 있습니다.

항생제란 질병의 원인이 된 '세균'을 몸안에서 제거하기 위해 개발된 약입니다. 세균성 질환들은 세균을 없애버리거나 더 늘어나지 않게 하면 낫게 됩니다.

몇 년 전만 해도 항생제 종류가 그다지 많지 않았지만 최근 새로운 항생제들이 급속하게 연구개발되면서 그 종류는 아주

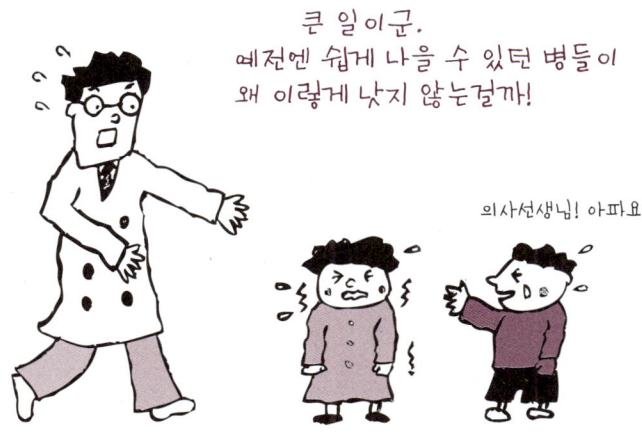

다양해졌으며, 특히 대부분의 세균을 한꺼번에 퇴치할 수 있는 강력한 광범위용 항생제 종류가 점점 늘어나고 있는 실정입니다. 더욱이 세균성 질환이 생기지도 않았는데 예방 차원에서 항생제를 사용하는 경우가 많아졌습니다.

예를 들어 여러 소아병원에서는 사소한 감기에도 항생제를 처방합니다. 그러나 대부분 감기는 바이러스로 인한 질환이고, 세균을 퇴치하는 데에 쓰이는 항생제는 필요하지 않습니다. 그러나 '세균에 의해 기관지염이나 폐렴에 걸릴 수도 있으니 미리 항생제를 먹여야 한다'면서 감기에 걸린 아이들에게 항생제를 처방하고 있는 현실입니다.

### 항생제가 듣지 않는 소아과의 실제 사례

체내에서 번식하고 있는 세균 수는 약 100조 정도라고 합니다. 사람이 가진 세포 수가 60조임을 감안하면 우리 몸에 살고 있는 세균의 수가 얼마나 많은지 짐작할 수 있을 것입니다.

그러나 100조에 이르는 세균들은 사람의 생명과 건강을 지켜주는 없어서는 안 될 존재들입니다. 건강에 해가 되는 세균들은 그 중에서 얼마되지 않습니다.

그런데 광범위한 세균 퇴치에 사용하게끔 개발된 '광범위용 항생제'들은 몸에 있어야 할 세균들을 포함해서 세균을 가리지 않고 모두 없애는 매우 강력한 약입니다. 이런 항생제들을 함부로 남용하면 우리 몸의 병원균과 맞서 싸우는 역할을 하는 세균마저도 죽여버리므로 오히려 세균성 질환에 걸릴 위험을 더 높이게 됩니다. 광범위 항생제 치료는 인체에서 번식하는 세균이 사라지는 대신 곰팡이가 번식하게 되면서 새로운 감염에 노출되는데, 이것을 의학전문용어로 '균 교대현상'이라고 합니다.

항생제를 남용하면서 발생하는 심각한 문제는 또 있습니다. 항생제의 공격을 여러 번 받은 세균이 항생제에 대응하는 힘, '내성'을 키운다는 것입니다. 지구상의 모든 생물들은 주어진 환경에 적응하면서 진화합니다. 세균도 마찬가지로 항생제 투입이라는 새로운 환경에 적응하기 위해 항생제 약효를 이겨낼 수 있는 돌연변이 세균을 탄생시키게 됩니다. 항생제의 효과가 있는 세균들을 항생제 '감수성균'이라고 부르고, 또 항생제에 죽지 않고 살아남은 세균을 '내성균'이라고 부릅니다.

이러한 사실들을 외면하고 우리가 항생제를 함부로 먹는다면 우리 몸은 없어서는 안 될 세균을 잃어버리고 내성균만 얻게 되는 역효과를 가져옵니다. 아이들에게 약이 듣지 않게 되어버린 현상은 이러한 항생제 남용과 큰 관련이 있습니다.

진료 현장에서 잘 치료되지 않았던 아이들의 질병 사례를 몇 가지 살펴봅시다.

## :: '콧물이 줄줄' 감기의 경우

이미 다른 소아과 병원에서 처방된 약을 8일째 먹고 있지만 나아질 기미가 없어서 우리 병원을 찾아온 아이 엄마의 걱정은 이렇습니다.

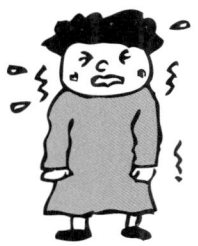

"콧물이 줄줄 흘러내려 감기인 줄 알고 병원을 찾았어요. 항생제를 의사가 지시한대로 꼬박꼬박 마셨지만, 8일이 지나도 콧물이 멈추지 않

아서 혹시 다른 병이 아닐까 불안합니다."

항생제는 보통 2~3일 복용하면 약효가 나타나기 때문에 원인이 된 세균에 적합한 항생제라면, 병은 그 기간 동안에 호전되어야 정상입니다. 증상이 호전되지 않았다면 효과가 없는 약을 8일 동안이나 헛되이 복용을 한 것이라고 할 수 있습니다. 이렇게 오랫동안 효과가 없는 항생제를 복용하면 내성균이 생길 위험이 높아집니다. 아이의 코 안 점막 세균을 검사해보니 우려했던대로 항생제 내성 폐렴알균(PRSP)이 발견되었습니다. 그래서 항생제 투입을 중단하고 경과를 지켜보았더니 다행히 감기 증상은 좋아졌습니다. 6개월 후에 다시 이 아이의 코 안 세균검사를 해보니 더 이상 예전의 내성균은 검출되지 않았습니다.

이는 필요없이 항생제를 복용하면 내성균이 생기고 항생제를 중단하면 오히려 내성균은 사라진다는 사실을 보여주는 예라고 할 수 있습니다.

## :: 낫지 않는 농가진

농가진은 긁어서 낸 상처에 세균이 옮아 몹시 가렵고 물집이 생기기도 하는 병으로서, 짧은 시간에 몸 전체로 퍼

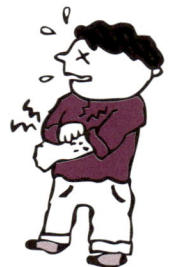

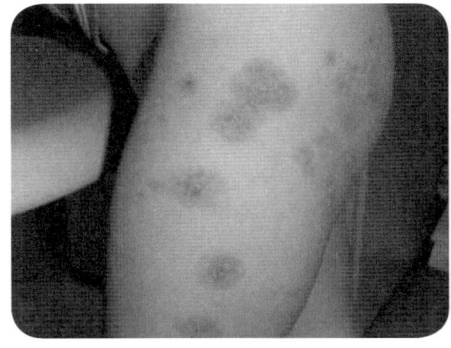 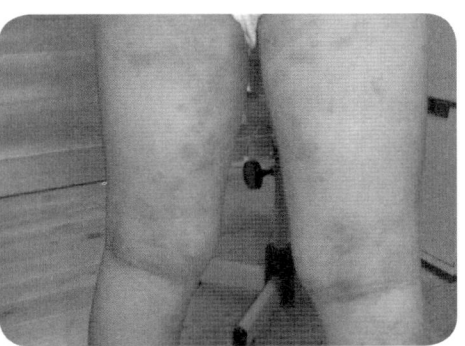

농가진의 증상들

지기도 하므로 주의해야 하는 병입니다. 사슬알균이나 녹농균이 원인이 될 경우도 있지만 대부분의 원인이 되는 세균은 황색포도알균입니다.

   이 황색포도알균은 전신의 피부, 콧속 등 어디에든 존재하며, 건강한 사람도 30% 가량이 이 균을 보유하고 있을 정도로 평상시에는 문제를 일으키지 않는 정상균입니다. 그러나 일단 상처가 나서 체내에 들어가게 되면 고약한 병을 일으킵니다.

   농가진의 일반적인 치료법은 물집 부분을 소독하고 항생제 연고를 발라 균이 다른 부위로 옮겨가지 않도록 멸균 거즈로 감싸고, 동시에 항생제를 복용하는 것입니다.

   그런데 농가진으로 찾아온 한 아이에게 이러한 일반적인

## 대표적인 내성균
## MRSA

메티실린 내성 황색포도알균이란 메티실린이라는 항생제에 내성이 있는 황색포도알균(Methicillin-Resistant *Staphylococcus aureus*)을 말합니다. 이를 흔히 MRSA라고 줄여서 부릅니다.

사실 항생제를 견디는 내성균의 존재는 그리 새삼스러운 것은 아닙니다. 최초의 항생제인 페니실린은 불과 실용화 1년 후부터 황색포도알균에서 내성이 나타났으며 이를 극복하기 위해 발명된 메티실린 또한 바로 그 다음해에 내성을 가진 균이 생겼습니다. 그리고 현재의 MRSA는 메티실린 뿐 아닌 대부분의 항생제에도 듣지 않는 균으로 진화했습니다.

2001년 피부병에 걸려 우리 소아과에 온 51명의 아이들을 검사한 적이 있었는데 이 중 46명이 황색포도알균이 원인균이었고 그 중 6명에서는 문제의 MRSA가 검출되었습니다. 46명 중 6명이라면 13% 정도의 수치로 그리 큰 수치는 아니라고 할 수도 있지만 평소에 내성균 문제에 신경을 쓰고 있는 나에게는 큰 충격이었습니다. 그 후 간호사들에게도 철저히 손 씻기를 권장하는 등 병원 내의 내성균 관리에 좀 더 신경을 쓴 결과 1년 후의 같은 검사에서 더 이상 MRSA는 발견되지 않았습니다.

이러한 사례는 MRSA가 이미 우리 주변에 널리 분포되어 있어도 적절한 위생 관리지침을 따른다면 이를 없애기도 어렵지 않음을 보여주고 있습니다.

치료와 약을 처방했는데, 증상이 전혀 나아지지 않았습니다.

알고 보니 이 아이는 다니는 유치원에서 다섯 번째로 농가진에 걸린 아이였는데, 불과 3~4일 전에 맨 처음의 아이에게 농가진이 나타났다고 합니다. 그런데 이 아이가 처방받은 항생제에 내성균이 생겨, 며칠 동안 유치원의 친구들에게 번지게 되었고, 우리 병원을 찾은 아이에게까지 나타난 것이었습니다.

이 내성균 때문에 농가진 치료에 흔히 사용하는 항생제로는 치료할 수 없었던 것입니다. 결국 나는 황색포도알균에 약효가 있는 다른 항생제로 치료할 수밖에 없었습니다.

현재까지는 이러한 황색포도알균의 내성 문제가 크게 심각한 편은 아닙니다. 내성이 생긴 약은 포기하고 효과가 있는 약으로 바꿔서 치료하면 대부분 낫습니다. 그러나 그렇기 때문에 현재까지 효과가 있는 그 항생제의 약효도 오래가진 못할 것입

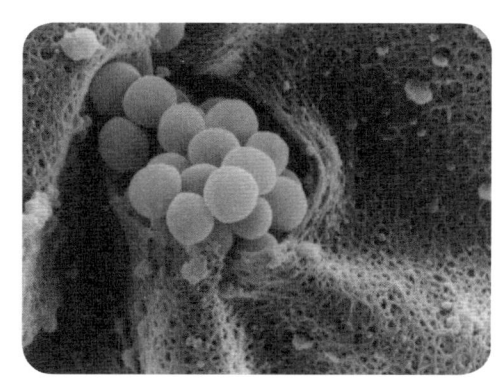

현미경으로 확대해서 본
황색포도알균

니다. 한 종류의 항생제만 계속 쓴다면 내성은 발생하기 마련이기 때문입니다. 그렇게 된다면 농가진 치료도 쉽지 않을 것입니다.

### :: 아픔을 호소하는 급성중이염

아이들에게 나타나는 감염질환은 아주 다양하지만 그 중 가장 많은 것은 콧물과 기침 등의 증상을 보이는 감기이며, 그 다음으로 많은 것이 급성 중이염입니다.

급성 중이염은 귀 속의 중이(中耳)라는 곳에 세균 혹은 바이러스가 침입해 염증을 일으키는 병입니다.

아이들의 이관은 굵고 짧아서 코 점막의 세균들이 어른들에 비해서 쉽게 중이로 침입할 수 있기 때문에 아이들이 감기에 걸리면 중이염이 합병되기 쉽습니다.

소아 병 관련 육아책에서는 가벼운 증상의 중이염은 페니실린으로 낫는다고 써 있고, 실제로 이런 처방은 몇 년 전까지만 해도 통했습니다.

그런데 요즘 우리 소아과에는 아이가 급성 중이염에 걸려 며칠 간 항생제를 먹었는데도 전혀 낫지 않아 걱정되어 찾아오는 엄마들이 늘고 있습니다. 얼마 전에도 귀가 아프다고 병원

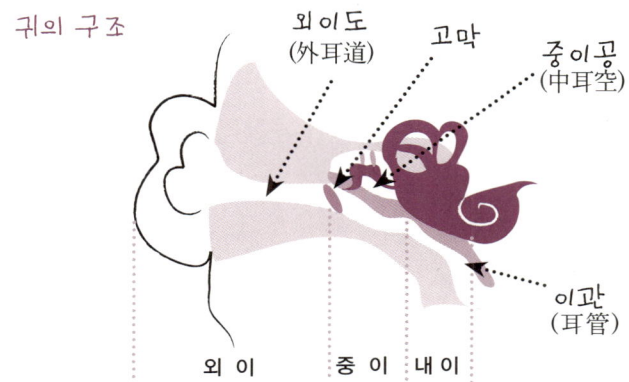

귀의 구조 / 외이도(外耳道) / 고막 / 중이공(中耳空) / 이관(耳管) / 외이 / 중이 / 내이

에 찾아온 아이에게 항생제를 처방했는데, 1주일을 복용해도 낫지 않고 오히려 점점 더 귀가 아프다며 다시 찾아왔습니다.

아이들이 귀가 아프다고 할 경우엔 우선 고막을 관찰하여 바이러스성인지 세균성인지를 판단하게 됩니다.

보통 바이러스성은 고막이 빨갛게 붓는 경우가 많고 세균성은 중이에 고름이 차 있는 경우가 많습니다. 만일 바이러스성이라고 판단하면 항생제를 사용하지 않고 상태를 지켜보는 것이 당연합니다.

그런데 설사 세균성 중이염이라고 판단한다고 해도 항생제를 바로 처방하지는 않습니다. 진통제를 먹고 하루 정도 상태를 지켜보면 자연히 낫는 경우도 많기 때문입니다.

## ·· 급성중이염에 걸린 아이들의
## ·· 80%는 내성균 보유

세균성 급성중이염의 원인균은 대부분 폐렴알균과 인플루엔자균입니다. 그런데 이 균들은 이미 내성이 만연해 있기 때문에 지금까지의 항생제 처방으로는 낫기 힘들어졌습니다. 설령 나았다 해도 같은 증상을 다시 반복합니다.

2002년 센다이의 한 개업의가 3일 간 계속해서 항생제를 먹어도 중이염이 낫지 않은 3세 미만의 아이들을 대상으로 목안 세균검사를 하고 결과를 발표했습니다. 이 아이들의 50%에서 폐렴알균이 발견되었는데 그 중 페니실린에 높은 내성을 보이는 폐렴알균(PRSP,Penicillin resistant *Streptococcus pneumoanie*)과 페니실린에 중간 정도 내성을 가진 폐렴알균(PISP, Penicillin intermediate *Streptococcus pneumoanie*)을 합한 비율은 무려 96.7%였습니다. 놀라운 사실이 하나 더 있습니다. 페니실린이 듣는 나머지 3.3%의 아이들은 클라리스로마이신(clarithromycin)이라는 약이 듣질 않았습니다. 이 약은 이비인후과나 소아과에서는 자주 사용하는 마크로라이드 계열의 항생제입니다. 결국 급성 중이염을 앓는 소아환자에게 3일 이상 항균제를 치료해도 낫지 않는다면 내성균 감염일 위험이 매우 높다는 것을 알 수 있습니다. 세계 여러 나라의 조사 결과를 종합해 보면 최근 급성 중이염 치료를 하고 있는 아이들 중에 80%는 내성균을 보유하고 있다고 보아야 할 듯합니다.

병원에서 급성 중이염에 무조건 항생제를 처방해버리면, 유해균과 유익균을 가리지 않고 약효를 보이는 세균들은 모두 죽이는 대신 내성균은 늘리는 결과를 가져와서 중이염이 점점 더 낫기 힘들게 하는 원인을 만들게 됩니다.

우리 병원에 귀가 아프다고 찾아왔던 아이도 처음에는 항생제가 필요 없는 가벼운 중이염이었을 수도 있으나, 듣지 않는 항생제를 계속 복용하면서 점점 더 낫기 힘든 중이염으로 악화되었던 것입니다.

이렇게 항생제를 먹어도 중이염이 계속 낫지 않을 경우에는 외과적으로 고막을 절개하고 고름을 빼내는 수술을 하고도 있지만, 고막을 인공적으로 절개하는 수술은 후유증을 남기기도 합니다. 때문에 처음 발병했을 때 시간을 갖고 내성균을 주의해 치료받는 것이 가장 좋고 안전한 치료법입니다.


또, 원래 급성중이염은 80%는 자연히 나을뿐더러 치료가 필요한 경우에도 그렇게 까다로운 병이 아니라서 병원에 입원하는 경우는 드물었고 외래 진료만으로 충분한 병이었습니다.

그렇지만 지금은 급성중이염을 치료할 수 있는 먹는 항생제가 점점 효과가 없어져 입원을 해서 주사제 항생제를 투여해야 하는 경우가 급격히 증가하고 있습니다.

이대로라면 '급성중이염에는 입원치료'가 당연한 것처럼 되지 않을지 걱정입니다.

:: 치료하기 힘들어지는 폐렴

폐렴은 감기 등의 합병증으로 폐렴알균이나 바이러스에 감염되어 폐에 염증이 생기는 병입니다. 항생제가 개발되기 전까지는 목숨을 잃는 경우도 많았습니다.

급성중이염의 원인이 되는 폐렴알균은 이름 그대로 폐렴의 원인균이기도 합니다. 이 폐렴알균도 황색포도알균과 마찬가지로 사람의 코나 입안의 점막에 흔히 번식하고 있는 세균입니다. 면역력이 있는 건강한 사람은 이 세균때문에 병을 얻지는 않습니다.

그러나 다른 병에 걸려 몸의 면역력이 떨어지면 이 폐렴알균은 나쁜 세균으로 돌변합니다. 공격의 대상은 주로 면역력이 약한 3세 이하의 어린이와 노인들인데, 중이염이나 폐렴 뿐 아닌 축농증이나 기관지염, 수막염 등을 일으키기도 합니다.

이런 폐렴알균의 횡포는 페니실린 발견 이후 잠잠해졌습니다. "폐렴으로 사망하는 것은 옛날 애기"라고 할 정도로 페니실린은 폐렴을 지구상에서 거의 몰아냈습니다.

그러나 이 폐렴도 요즘에는 다시 치료하기가 힘들어졌습니다. 폐렴알균에 페니실린 내성이 생겨서, 페니실린과 성분이 비슷한 여러 항생제들이 잘 듣지 않거나 아예 듣지 않기 때문입니다.

앞서 말한대로 현재 많은 소아과에서는 감기에 걸린 아이에게 "나중에 폐렴 등 세균에 감염되지 말라"고 예방 차원에서 항생제를 처방하고 있습니다. 그러나 그렇게 감기 초기부터 항생제를 계속 복용해버린다면, 항생제에 듣는 세균들은 죽고 마지막에는 내성 폐렴알균만이 어떠한 경쟁도 없이 편안하게 살 수 있는 환경을 제공하게 됩니다. 폐렴을 예방하려고 항생제를 먹는 것이 도리어 폐렴 치료가 더 어렵게 만드는 것입니다.

## 건강한 아이들은 항생제 내성균에서 안전할까?

현대의 소아과 진료에는 약으로 고치기 어려운 세균감염증이 매우 늘어나고 있습니다. 예전에는 항생제로 간단히 나을 수 있던 병이 낫지 않는 것뿐만 아니라 병이 만성화되고 있습니다. 이런 현실은 비단 소아과만의 문제가 아니라 이비인후과도, 피부과도, 저항력이 약해진 성인들을 진료하는 내과도 마찬가지 상황입니다. 하루빨리 대책을 마련해야 합니다.

아이들을 치료하는 현장에서 이러한 문제를 수없이 느껴오던 나는 우연한 기회로 히라마츠 게이치 교수를 만날 수 있었습니다. 준텐도 의대 세균학교실의 히라마츠 교수는 20년 이상 항생제와 내성균의 관계를 연구해 일본 내성균 연구의 일인자이며 이 분야의 세계적인 권위자입니다.

히라마츠 교수는 내성균 감염이 증가하는 이유를 연구하던 중 '건강한 아이들'의 내성균 실태를 조사해야 한다고 생각했습니다. 그러한 히라마츠 교수의 의뢰로 2001년 7월, 우리 소아과 병원이 있는 센다이 시내의 사립 유치원 2곳, 어린이집 2곳에서 건강한 아이들을 대상으로 코의 점막을 면봉으로 문질러 어떤 세균이 살고 있는지 조사했습니다.

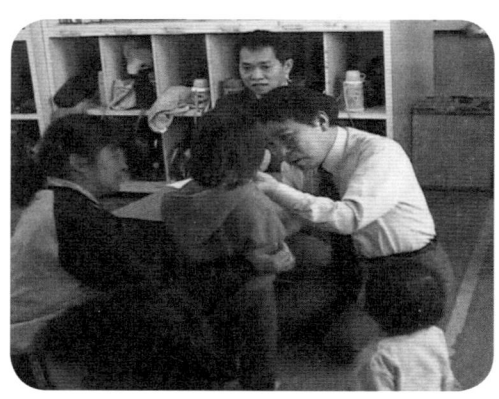

세균배양검사는 코안의 점막에서 추출한 세균을 배양해서 어떤 세균이 살고 있는지를 조사합니다.

모두 363명의 어린이와 39명의 교사들을 조사한 결과, 전체의 5.5%인 22명에게서 '메티실린 내성 황색포도알균(MRSA)'이 검출되었습니다.

이 MRSA는 환자를 죽음으로까지 몰고 갈 수 있는, 가장 대표적인 내성균입니다. 감염없이 MRSA를 보균하고 있을 뿐인 건강한 아이들도 '아직은 병이 생기지 않았으니까' 하고 안심하고 있을 수 없습니다. 어쩌다 사고를 당해 큰 상처가 나거나 어느 순간 면역력이 떨어진다면 보균하고 있던 이런 MRSA에 한순간에 감염될 수 있으니까요. 사정이 이렇다면, 건강했던 아이가 MRSA로 인해 아무 약도 못써보고 사망했다는 외신기사들은 이제 더이상 나와는 상관없는 다른 세계의 일이 아닙니다.

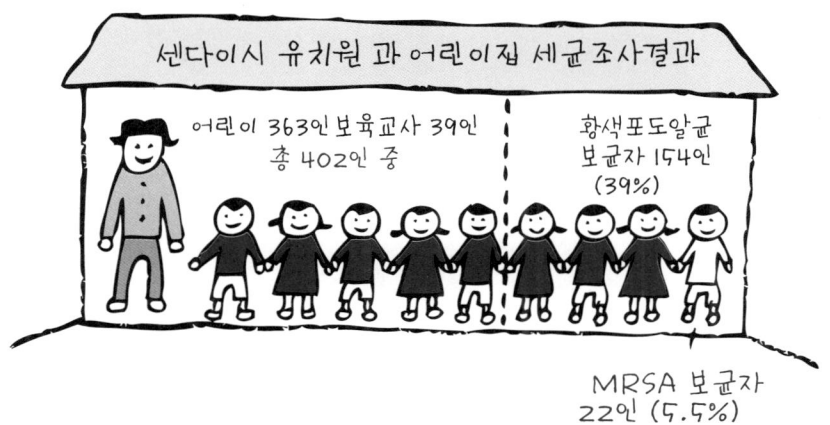

또한 보통 병원 입원환자들의 MRSA 감염률은 대략 2% 정도로 추산하는데, 유치원에 다니고 있는 건강한 아이들의 5.5%가 MRSA를 지니고 있다는 것은 매우 충격적인 결과가 아닐 수 없습니다.

이 조사에서 황색포도알균을 가진 어린이는 전체 402명 중에 154명이었고, 이들의 MRSA 보균율은 14%가 넘었습니다.

아이들에게서 발견된 이 MRSA에 대해서는 앞으로 더 자세하게 규명해야 하겠지만, 지금까지 분석된 결과에서도 놀라운 사실이 증명되었습니다.

첫째, 병원 내에서 흔히 발견되는 MRSA와는 다른 종류라는 것입니다.

이제까지 MRSA는 주로 병원 내부에서 퍼지는 병원내감염이라고만 생각되었습니다. 그러나 요즈음에는 이번 조사와 같이 병원 외부, 즉 사람들이 살아가는 일반 생활환경에서도 발견되고 있습니다. 이는 병원내 감염과는 차원이 다른 새로운 문제입니다. 우리가 사는 지역사회에서 확산되고 있는 이 CA-MRSA(Community-Acquired 지역사회 획득 MRSA)는, 미국에서는 1999년 사망자까지 생길 정도로 강력하고 항생제에 대한 내성이 아주 강한 종류도 있습니다. 다행히 이번 조사에서 발견된 MRSA는 감염자를 사망에까지 이르게 할 만큼 독성이 강한 것은 아니었지만, 병원내 MRSA와는 다른 성질의 MRSA라는 점에서는 다르지 않았습니다.

둘째, 표피포도알균의 41%가 내성의 유전자를 갖고 있었다는 것입니다.

황색포도알균은 많은 종류가 있는데 그 중 표피포도알균이라는 세균이 있습니다. 이번 조사에서 발견된 이 표피포도알균의 41%가 메티실린 내성 유전자를 가지고 있었습니다.

이 균 역시 대부분의 사람이 갖고 있는 균이며 별다른 병을

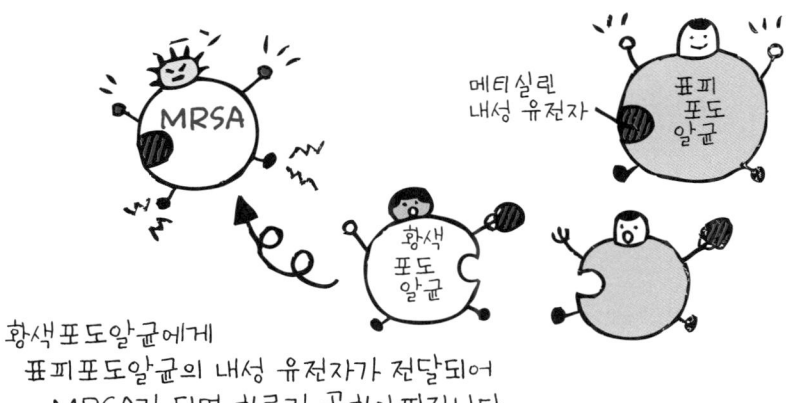

황색포도알균에게
표피포도알균의 내성 유전자가 전달되어
MRSA가 되면 치료가 골치아파집니다.

일으키지는 않습니다. 그러나 이 균이 내성을 지닌 유전자를 가지고 있다면 감염됐을 때 치료하기 매우 까다롭습니다.

메티실린 내성 유전자를 갖는 이 표피포도알균이 체내에서 보통의 황색포도알균과 접촉하게 될 때 이 유전자를 전해줄 가능성이 있기 때문입니다. 즉 원래의 황색포도알균은 항생제로 치료가 된다 해도, 항생제가 듣지 않는 표피포도알균과 만나 항생제가 듣지 않는 황색포도알균(MRSA)으로 변하는 문제가 발생되는 것입니다.

셋째, 어린이집과 유치원을 각각 비교했을 때 항생제 사용 정도의 차이가 없었다는 것입니다. 조사하기 전의 예측은 어린이집과 유치원의 어린이들 간에는 어느 정도 차이가 있으리라 예상했지만, 조사한 후 비교해보니 차이가 거의 미미했습니다.

맞벌이하는 부모가 많은 어린이집의 아이들은 되도록 아이들이 빨리 낫도록 항생제 사용이 더 빈번할 것이며 그 때문에 내성균 보균율도 더 높을 것이라는 예상과 달리, 어린이집이든 유치원이든 모두 다 아이들에게 항생제를 사용하는 횟수는 많았던 것입니다.

## 항생제 상식은 아이를 건강하게 키우는 육아상식

건강한 아이들에게 MRSA가 발견되었다 해도 이는 보균자일뿐, 감염자가 아니라는 사실을 염두에 두어야 합니다. 그런 아이들을 특별하게 취급하지 말아야 합니다.

보균과 감염은 다릅니다. 몸에 세균이 단지 존재만 한다면 이는 보균이며, 그 세균이 원인이 되어 감염을 일으켰을 때만 감염이라고 합니다. 시간이 걸리더라도 적절한 조치를 취한다면 균의 퇴치는 불가능하지 않습니다.

그런데 꼭 알고 있어야 할 사실은 건강하게 매일 신나게 뛰어놀고 있는 아이들이 병원에 입원한 환자들보다 내성균을 보유하고 있을 확률이 더 높다는 점입니다.

소중한 내 아이도 내성균을 보유하고 있을 수 있습니다. 아이들이 그런 내성균에 감염되면 약을 써도 감염이 낫지 않아서 생명을 잃는 불상사가 벌어질 수 있습니다. 골치 아픈 내성균이 더 이상 확산되지 않도록 우리 모두 노력을 기울여야 하겠습니다. 소중한 아이들의 생명을 지키기 위해서 이제 의사만이 아니라 부모님들도 아이들이 먹고 바르는 항생제에 대한 관심을 가져야 할 때입니다.

어린이집, 유치원, 보육원에서
아이들 사이를 옮겨다니며 활동하는
세균 문제를 관심있게 살펴봅시다!!

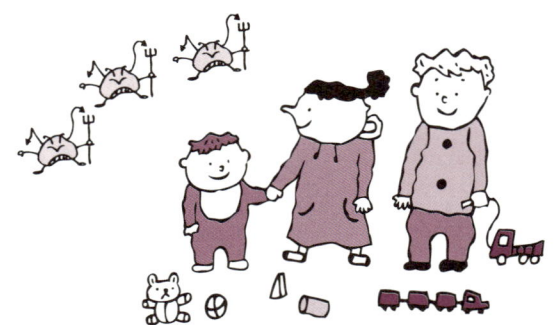

## :: 우리나라의 항생제 내성 현황 ::

식품의약품안전청이 발행하는 〈식품의약품통계연보〉(2002)에 따르면 우리나라의 항생제 시장규모는 전체 의약 시장 7조755억 원의 14.5%인 1조246억 원에 달하는 수준입니다. 그러나 2002년 식품의약품안전청의 〈항생제 내성발생요인에 관한 상관성 연구〉에 의하면 우리나라 국민의 페니실린 내성률은 79.7%로, 미국보다 10% 이상 높으며, 영국 15%, 캐나다 6~10%에 비해 매우 높으며, 아시아 10개국 가운데에서도 가장 높고 국내 3차 병원에서 검출되는 황색포도알균의 70% 이상이 메티실린 내성균이며 1, 2차 병원도 황색포도알균의 메티실린 내성률이 43%에 이른다고 합니다.

또한 2003년 식품의약품안전청의 〈일반인 대상 항생제 내성 모니터링〉보고서에 따르면 2003년 서울의 일반인 3096명의 코에서 분리한 황색포도알균 781균주의 내성 현황을 측정한 결과, 페니실린 내성은 91.8%, 에리스트로마이신 내성은 14.2%, 게타마이신 내성은 9.3%, 테트라시클린 내성은 8.2% 등으로 나타났습니다. 다행히 일명 슈퍼박테리아라고도 부르는 VRSA(반코마이신 내성 황색포도알균)은 발견되지 않았지만 이 책에서 자주 언급하는 MRSA(메티실린 내성 황색포도알균)도 3.8%의 비율로 일반인들에게서 발견되었다고 합니다.

잘 먹고 잘 놀고 잘 자야
세균이 말썽을 피우지 않습니다 ~

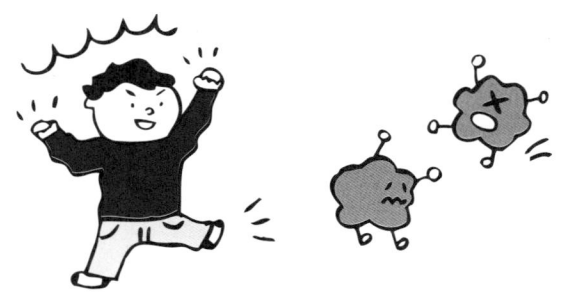

# 슈퍼박테리아도 이겨내는 기초 건강육아법

## 기초 항생제 상식을 갖추자

지금까지 항생제에 대해 위험한 약이라든가 혹은 내성균을 만드는 나쁜 약이라는 부정적인 면만 이야기한 것 같습니다.

그러나 항생제는 제대로만 쓰면 무척 이로운 약, 생명을 구하는 약이기도 합니다.

플레밍이 페니실린을 발견하기 전까지 수 억 명의 사람들이 세균감염으로 생명을 잃었습니다.

요즘은 암, 뇌혈관장애, 심장질환이 3대 질병으로 대표적인 사망원인이지만, 옛날에는 그런 병을 앓게 될 때까지 살아있기

조차 어려웠습니다. 조그마한 상처에도 균이 들어가면 금방 온몸으로 퍼져 세균감염으로 죽고 말았으니까요.

지금도 항생제는 중병에 걸린 많은 환자의 생명을 구하고 있습니다. 아이들이 걸리는 수막염을 예로 들더라도, 일단 병이 진행되고 나면 결국 생명을 지키기 위해 항생제에 기대는 것이 유일한 방법입니다.

언젠가는 사람도 세균에 내성을 갖게 될지도 모르지만, 수만 년이라는 긴 시간이 필요할 것입니다. 그러나 하룻밤 사이에도 한 개가 일억 개까지 늘어나는 세균의 진화와 비교하면, 그런 시대는 불필요한 상상일 뿐입니다.

요즘 사람들이 너무 항생제만 믿고 세균을 쉽게 생각하고 있지는 않은지 걱정입니다. 사실 내성균이 넘쳐나게 된 현재의 상황은 이런 인식과 무관하지 않습니다.

이미 반 세기 동안 항생제가 사용되었고, 히라마츠 교수와 같은 학자들이 내성 발생의 위험성을 경고한 지도 20년이 넘었습니다. 이제 우리는 항생제의 올바른 사용을 한 번 더 생각해야 합니다. 그리고 지금 가지고 있는 항생제가 정말 중요한 순간에 쓰일 수 있도록 신중하게 사용해야 할 것입니다.

### 감염 증세를 보이면 먼저 세균검사를

내성균 문제를 심각하게 인식한다면, 의사들은 내성균의 위험성을 염두에 두면서 조심스런 항생제 치료를 해야 하고, 환자 역시 이를 고려해 치료를 받아들여야 할 것입니다. 그렇다면 이런 치료의 출발점은 무엇일까요?

세균 감염이 의심될 때는 세균 감염이 확실한지, 확실하다면 어떤 세균이 원인인지를 밝히는 정확한 세균 검사가 중요합니다. 그 결과를 가지고 어떤 항생제를 어느 정도의 양으로 치료할지 검토할 수 있으니까요.

세균 감염 여부를 짧은 시간에 알 수 있는 검사로는 혈액검사를 통해 백혈구 수를 파악하는 방법과, 염증 정도를 파악하는 CRP치 측정 방법이 있습니다. 대부분의 일본 소아과 병원에서는 이런 CRP치를 쉽게 측정할 수 있습니다. 검사 결과는 4분 30초 정도면 알 수 있습니다. 혈액검사와 CRP검사 모두 바이러스에 의한 감염일 때는 수치가 그다지 올라가지 않으며, 세균 감염일 때엔 수치가 극단적으로 높아집니다.

원인 세균을 아는 검사로는 세균배양검사와 그람염색법(Gram's stain)이 있습니다. 세균배양검사는 면봉으로 주로 세균이 검출되는 콧 속이나 목 안을 문지른 후 추출한 세균을 배

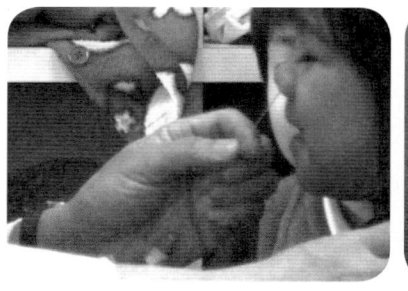 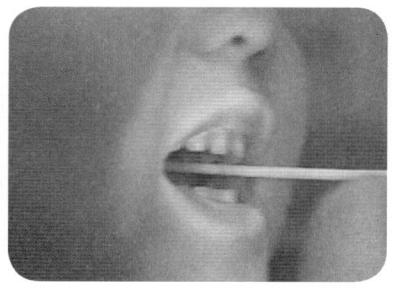

① 면봉으로 코나 목 안쪽을 문질러 세균을 채취한다.

## 세균배양검사의 순서

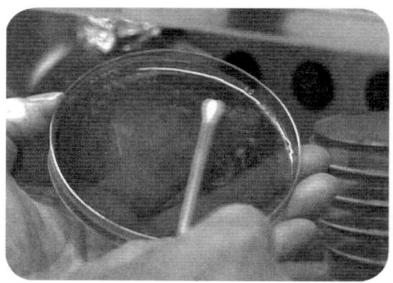 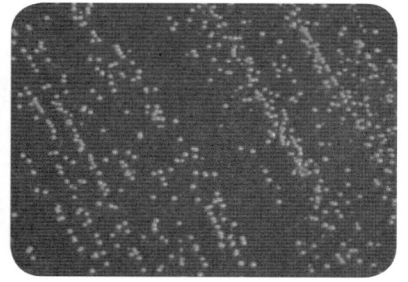

② 채취한 세균을 배지에 일정기간 배양한다.

③ 배양된 세균을 현미경으로 관찰해 종류와 특성을 알아낸다.

양시켜서 세균의 종류를 아는 방법입니다.

그런데 이 세균배양검사의 결과는 3~4일 후에나 나오는 경우도 있어서 서둘러 치료해야 하는 경우엔 보통 그람염색법으로 원인균을 파악합니다. 그람염색으로 염색한 세균을 현미경으로 봤을 때 붉은색(음성)과 보라색(양성) 중 어떤 색으로 변하는지, 세균의 모양이 둥근 원형인지 막대기 모양인지에 따라서 어떤 세균인지를 대략적으로 판단하는 방법입니다. 대부분의 병원에서는 이 그람염색법을 사용할 수 있고 검사 결과도 5~6분이면 바로 알 수 있습니다.

물론 어떤 세균인지를 확실히 진단할 수 없지만 바로 조치가 필요할 때는 우선 광범위한 세균에 효과가 있는 항생제를 쓸 수도 있을 것입니다. 그러나 검사 결과가 나온다면 병을 일으킨 세균에 효과가 있는 적절한 항생제을 선택해 치료할 수

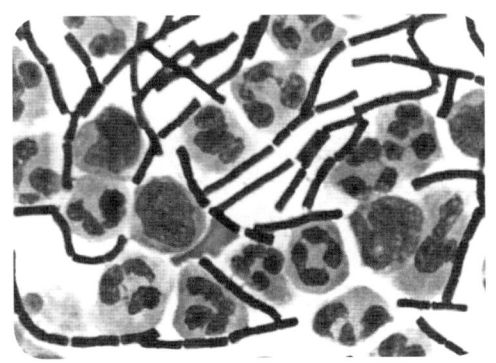

그람염색으로 본 세균
막대기 모양은 그람양성균,
둥근 세포는 백혈구.

| 등록번호 | ▮▮▮▮ | 성 명 | 최▮▮ | 생년월일 | ▮▮▮▮ |
|---|---|---|---|---|---|
| 의뢰병동 | ▮▮ | 의뢰부서 | ER | 의뢰의사 | 정▮ |
| 처방일자 | 20070426 | 접수일시 | 20070426 153317 | 보고일시 | 20070502 142346 |
| 처방구분 | 응급실환자 처방 (E) | 상 태 | 보고완료 (4) | | |

| 검사코드 | 검사명 | 검사결과 |
|---|---|---|
| L407006 | Sputum, Gram stain | Direct Smear |
| L408011 | - W.B.C | Many > 25 /LPF |
| L408012 | - Epithelial cells | Rare < 1/LPF |
| L408013 | - Bacteria | G(+) cocci (pairs) Many |
| L401206 | Sputum, Culture | 최종보고 |
| ① BSTRPNE | Streptococcus pneumoniae | Many |
| ② AC | -Chloramphenicol | <=2 S |
| ACAM | -Ceftriaxone(Meningitis) | 1 I |
| ACAN | -Ceftriaxone(Non Meningitis) | 1 S |
| ACFN | -Cefotaxime(Non Meningitis) | 1 S |
| ACTM | -Cefotaxime(Meningitis) | 1 I |
| AE | -Erythromycin | >=1 R |
| AGAT | -Gatifloxacin | <=0.5 S |
| AIMP | -Imipenem | <=0.06 S |
| ALIN | -Linezolid | <=2 S |
| ALVX | -Levofloxacin | <=0.5 S |
| AMXF | -Moxifloxacin | <=0.25 S |
| AOFL | -Ofloxacin | <=1 S |
| AP | -Penicillin | >=2 R |
| APRI | -Pristinamycine | <=2 S |
| ARIF | -Rifampin | <=0.25 S |
| ASPA | -Sparfloxacin | <=0.12 S |
| ASYN | -Quinupristin/Dalfopristin | 0.5 S |
| AT/S | -Trimethoprim/Sulfamethoxazole | >=320 R |
| ATE | -Tetracycline | >=16 R |
| AVA | -Vancomycin | <=1 S |

세균검사보고서의 예

① 폐렴증세로 응급실에 입원한 아이의 객담 배양에서 폐렴 알균(Streptococcus pneumoniae)이 다수 분리되었다.

② 이 균은 항생제 중 페니실린에 내성이었고 Cefriaxone 등 3세대 세팔로스프린에도 중등도 내성을 나타냈다. 또한 페니실린 대신 사용할 수 있는 마크로라이드 계열인 에리트로마이신(Erythromycin), 테트라시클린(Tetracycline)등에도 내성을 보이고 있는 다중약제 내성 폐렴알균임을 알 수 있다.
(S = 감수성균 (항생제가 듣는 균), R = 내성, I = 중등도 내성을 나타낸다)

있기 때문에 훨씬 효율적입니다. 물론 필요없다면 쓰지 않을 수도 있게 됩니다. 이렇게 차근차근 원인균에 맞춰 항생제의 선택 범위를 좁혀가는 방식은 많은 나라에서 권장하는 〈항생제치료 가이드라인〉의 공통적인 내용들이며 올바른 항생제 처방의 표준적 지침이랄 수 있습니다.

물론 이런 지침을 지키는 데는 시간과 수고가 많이 듭니다. 그렇지만 이를 번거롭게만 생각하여 광범위 항생제 치료만 계속 고수한다면, 당장은 나을 수 있어도 나중에 아이들 몸의 저항력이 떨어지는 시기에는 큰 문제가 될 수 있습니다.

아이들 몸에 웅크린 내성균은 언제든 무서운 감염을 유발할 준비가 되어 있습니다. 일단 그런 불상사가 터진다면, 듣는 항생제가 없어서 치료를 포기해야 할 위험도 매우 높아집니다.

아이들이 세균에 감염되면 항생제 치료에 앞서서 원인 세균을 명확하게 밝히는 세균검사를 꼭 할 것을 권장합니다.

### 용량과 기간을 지켜서 먹인다

항생제가 일단 처방되면 지시된 용법과 용량을 지켜 마지막까지 다 복용하는 것이 중요합니다. 항생제라고 해서 한번 복용으로 모든 세균이 없앨 수 있는 것은 아닙니다.

항생제를 1회 복용할 때 세균의 60% 정도를 없앨 수 있다고 가정하고, 항생제를 복용할 때마다 남은 세균의 60%씩 없앤다는 목표를 가지고 복용하는 것이 항생제 치료입니다. 이렇게 여러 회에 걸쳐 세균을 줄여 없애는 것이 올바른 항생제 복용 방법입니다.

물론 항생제를 몇 번만 먹어도 세균이 많이 없어지기 때문에 증상이 훨씬 가벼워지는 것을 느낄 수 있습니다. 그렇지만 항생제가 몸에 좋지 않다고 해서 처방된 용량보다 적게 먹는다거나, 병세가 좋아져서 복용 기간이 남은 약을 끊어버린다거나,

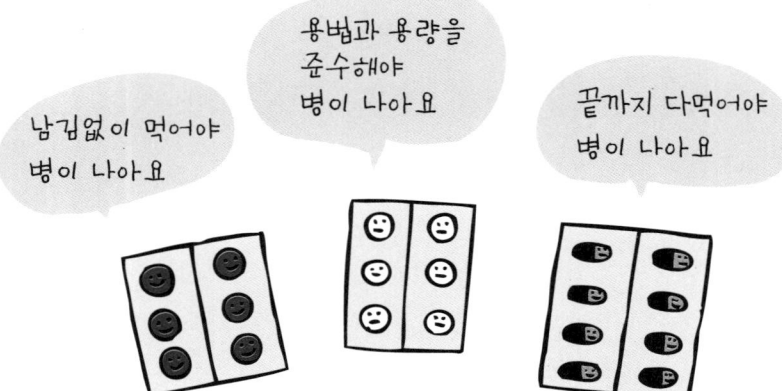

일부러 하루씩 걸러 먹인다면 아이는 약을 먹은 효과도 없을 뿐더러 세균을 없애기도 더욱 어려워져서 훨씬 증상이 심한 병을 얻게 될 수도 있습니다. 내성 증가 위험도 당연하게 커지게 됩니다.

또 같은 이유로 아이가 예전과 비슷한 증상으로 아프다고 해서 전에 먹다 남은 항생제를 주는 것도 마찬가지로 금지해야 할 일입니다. 전에 효과가 있었다고 이번에도 효과가 있으리라는 보장은 없으며, 그 항생제에 대한 내성이 세균에 이미 생겼을지도 모르기 때문입니다.

처방된 항생제는 용법과 용량을 지켜 마지막까지 먹을 것! 이것은 항생제 치료의 철칙입니다. 항생제 복용에 관한 의문이 들 때면 스스로 처방을 조절하지 말고 의사와 자세히 상담을 하세요.

## 음식 속 항생제도 주의하자

항생제라고 하면, 사람에게만 치료용으로 쓰는 것이라고 생각하기 쉽지만, 일본에서는 항생제의 70%가 동물에 사용되고 있습니다. 그것도 병의 치료를 위해서가 아니라 성장을 촉

진시키기 위해, 감염을 예방하기 위해 사료에 섞어서 먹이고 있는 것입니다. 항생제를 사료에 섞어서 먹이면 가축들의 위장 속 세균을 죽여 영양분의 흡수를 높여줍니다. 즉, 같은 양의 사료를 먹어도 살이 더 찌고, 단 기간에 성장할 수 있다는 것인데, 예를 들면 30년 전에는 56일째의 닭이 0.9kg이었지만 지금은 2.7kg이라는 것입니다. 다른 나라에서도 동물용 항생제의 사용이 많고 이는 내성균의 원인이 되어 문제시되고 있습니다.

또 사료에 섞어 대량 사용하는 항생제 중 아보파신이라는 종류가 있는데 MRSA에 유일하게 듣는 반코마이신이란 항생제와 거의 비슷한 구조를 갖고 있습니다. 이 반코마이신 내성까지 세균이 갖게 되면 슈퍼박테리아로 불릴 정도로 무적의 균이 되기 때문에, 반코마이신은 의료현장에서도 함부로 쓰지 못하게끔 되어 있습니다. 그런데 덴마크에서는 시중에 VRE(반코

**:: 우리나라 강물 속에 잔류하는 항생제 성분 ::**

국립환경과학원이 2007년 2월 국회에 제출한 〈환경 중 의약물질 노출 실태조사 보고서〉에 따르면 국내 4대강 유역의 하천수에서 국내에서 소비되는 의약물질 17종 중 13종의 성분이 검출되었는데. 이중 항생제나 소염제, 항균제 등 성분은 미 FDA의 기준치를 3배나 초과하는 양이라고 합니다. 우리나라도 생활환경을 떠도는 항생제 잔류물질을 막기 위한 좀 더 근본적인 대책이 필요한 시점입니다.

마이신 내성 장알균)가 많이 발견되어 이를 조사해보니, 닭똥에서 발견되는 VRE와 유전자가 동일하다는 것을 발견하게 되었고 결국 1995년 아보파신의 사료 첨가를 금지시켰습니다.

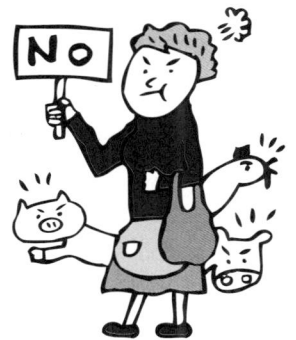
항생제 사료를 먹인 식품은 사양합니다!

일본에서도 1997년에 아보파신의 사용을 금지시켰지만 아직도 아보파신 사용이 금지되지 않은 나라들로부터 고기가 수입되고 있어, 금지 후에도 VRE 감염자가 나오고 있습니다.

한편 항생제는 가축만 아니라 양식어에도 사용되고 있는데, 일본에서 축산업에 쓰는 항생제 사용량은 년간 약 900톤, 양식어 사용량은 약 180톤입니다. 축산용보다 적다고 안심할 문제도 아닙니다. 양식어의 5.6%로부터 MRS(메티실린 내성 포도알균)이 검출되었기 때문입니다.

이처럼 피부로 느낄 수 있는 현실을 본다면 지금보다 더 식탁의 안전에 민감해져야 합니다. 최근 일본의 슈퍼마켓에서는 〈항생제 무사용〉표시를 한 어육류를 팔고 있는데, 이런 상품을 주로 이용해서 어업 축산계에서 항생제를 쓰지 않도록 유도하는 소비자들의 노력도 필요합니다.

### 멀리 보고 아이들의 면역을 길러주자

아이들은 어릴 때부터 여러 가지 세균과 바이러스에 감염됐다가 나아가면서 조금씩 면역력을 길러가는 게 중요합니다. 즉 병에 걸리면서 면역력을 키우게 되는 것입니다.

그런데 현대에 와서는 항생제뿐만 아니라 여러가지 약들을 너무 쉽게 써서 아이에게 면역력이 생기지 않은 상황에서 세균과 싸우게끔 만듭니다. 아이들의 몸이 약에 의존해서 병과 직접 싸우지 않게 된다면 면역력은 잘 생기지 않습니다. 그렇게 되면 자꾸만 같은 병에 계속 걸리게 됩니다. 수두의 경우만 보더라도 항바이러스제를 복용해 나았다고 해도, 두세 차례씩 다시 걸리는 아이들을 흔히 볼 수 있습니다.

약을 써서 쉽게 낫는 것이 마냥 좋은 것은 아닙니다. 좀더 긴 안목을 가지고 병에 걸린 아이들이 좀 더 힘을 기르도록 돌봐야 합니다. 이것은 나중에 아이가 더 힘든 병으로 고생하지 않기 위해서라도 반드시 부모들이 신경을 써야 할 문제입니다.

미국의 한 조사에 따르면 소아과 의사를 대상으로 한 설문조사에서 불필요하다는 것을 알면서도 항생제를 처방하고 있다고 대답한 의사가 전체의 3분의 1을 넘었다고 합니다.

나의 경험을 예로 들면, 페니실린 내성 폐렴알균인 PRSP가 발견된 아이에게 1년 동안 페니실린을 처방하지 않았던 적이 있습니다. 고열이 있어도 기침을 하고 숨을 거칠게 쉬어도 흔들림 없이 페니실린을 처방하지 않았습니다. 약을 먹어도 효과가 없기 때문이었습니다. 그렇게 1년 여가 지나자 PRSP가 서서히 약해졌을 때 페니실린을 써서 효과를 본 적이 있습니다.

이러한 예는 페니실린이 반드시 필요할 때 그 약효를 볼 수 있게끔 고집스럽게 처방을 미루었던 방식입니다.

그런데 이런 치료를 하려면 이런 생각을 받아들일 수 있는 부모의 동의가 꼭 필요합니다. 아이가 아파한다고 조급하게만 생각하지말고, 좀 더 차분히 의사와 함께 노력한다면 아이를 완치시키는 것이 불가능하지만은 않을 것입니다.

## 아이들의 감염엔 증상치료로 충분하다

보통 소아과에 오는 아이들은 콧물, 목의 통증, 기침, 발열, 설사 증세로 병원을 찾는 경우가 90%입니다. 이런 병의 대부분은 바이러스성입니다. 그래서 항생제를 불필요하며, 약보다는 안정이 훨씬 필요합니다.

그런데 맞벌이를 하는 가정에서 둘 다 직장에 나가야 하는 부모들은 아이가 하루 빨리 나아야 부모가 일을 할 수 있으니, 약물 치료를 원하기도 합니다. 시간 여유가 있는 엄마들도 아픈 아이를 그저 보고만 있기에는 안쓰러워, 약이라도 먹여야 한다는 생각이 자연스럽게 들게 됩니다.

그런데 이와 관련해 1993년 오사카시립대의 미야타 강사 등이 감기와 해열제의 관계에 대해 조사한 흥미로운 연구결과가 있습니다. 이 연구팀은 감기와 인플루엔자에 걸린 아이들을 해열제를 먹인 그룹과 먹이지 않은 그룹으로 나누어서 37.5도 이상으로 열이 나는 기간을 조사했습니다. 그 결과, 해열제를 사용한 그룹은 해열제 효과로 체온이 37.5도 이하로 떨어지기까지 3.47일이 걸린 반면, 해열제를 사용하지 않은 그룹의 아이들은 평균 1.99일 만에 정상체온으로 돌아왔다고 합니다. 즉 해열제를 사용하지 않고 계속 열이 났던 아이들이 훨씬 빠른 시간 안에 회복된 것입니다. 즉, 발열은 우리 몸이 바이러스와 싸우는 현상이라는 것을 증명하는 사례라고 할 수 있습니다.

시중 약국의 종합감기약은 대부분의 증상을 완화하는 효과가 있습니다. 하지만 설사라고 설사를 멈추는 약을 복용하는 것은 위험합니다. 열이 나거나 기침을 하거나 심지어는 설사를 하는 것도 체내의 해로운 균을 배출하려는 우리 몸의 방어작용의 하나이기 때문입니다.

한편, 증세에 따라 한방약도 도움을 줄 수 있습니다. 양약에 익숙해진 우리는 한약은 효과가 너무 늦다는 인식을 가지고 있습니다. 노인을 비롯해 어른들이 주로 찾는 한방약을 아이에게 먹여도 될지 의문이 들 수도 있겠지만, 개인적으로 감기에는 증상치료를 위해 한방약도 좋다는 것이 나의 지론입니다.

오한이 심해서 좀처럼 열을 낼 수가 없을 때는 열을 내는 약을, 땀이 나오지 않는다면 땀을 내게 하는 약를 쓰면 효과를 볼 수 있습니다. 그리고 한방에서 쓰는 이수제(利水劑)들은 몸 어딘가에서 탈수 증상이 있을 때 체내의 수분을 이동시켜 주는 약으로, 바이러스성 위장염으로 인한 설사나 구토로 탈수 증세를 보일 때 이 약을 사용하면 좋습니다.

### 백신보다는 손 씻기, 약보다는 가글링

우리 아이들이 항생제를 멀리할 수 있게끔 평소에 할 수 있는 일은 없을까요? 그것은 바로 손 씻기입니다.

세균에 감염되지 않는다면 항생제도 필요없고 자연히 내성

## 감염을 예방하는 손 씻기

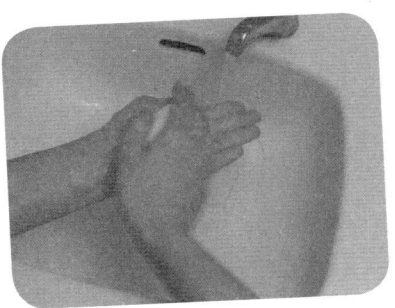

① 손을 흐르는 물에 적셔서 항균제 등이 첨가되지 않은 일반 비누를 손에 묻힌다.

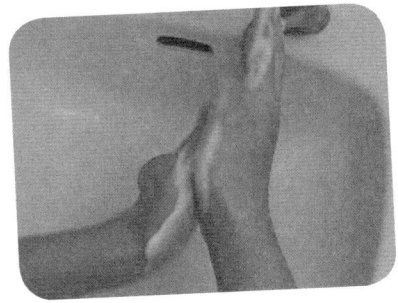

② 손바닥을 비벼가며 거품을 많이 낸다.

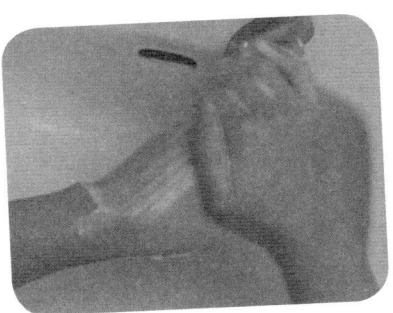

③ 거품을 낸 손바닥을 다른 손등에 얹어서 거품을 내면서 닦는다.

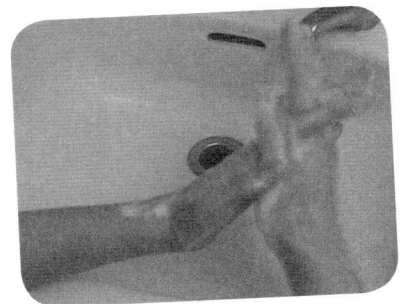

④ 깍지를 껴서 손가락 사이도 문질러 닦는다.

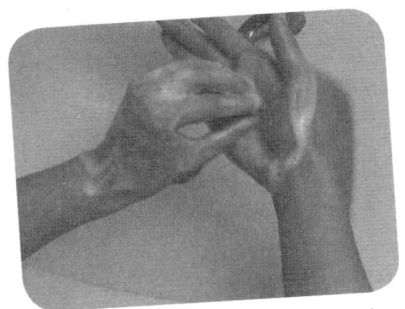

⑤ 손가락을 다른 손바닥위에 얹어 레몬을 짜듯이 오무려서 돌려가면서 손톱 끝을 잘 씻는다.

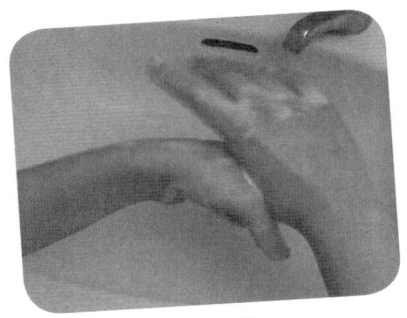

⑥ 엄지손가락을 다른 손으로 감싸듯 잘 닦는다.

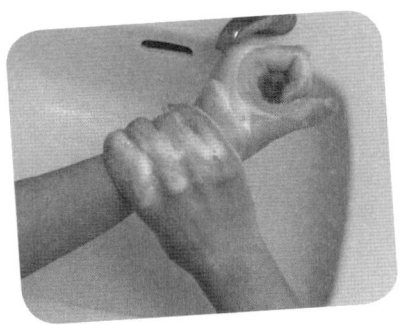

⑦ 손목을 씻는다.

⑧ 흐르는 물에 거품을 잘 씻어내고 종이타월로 닦는다. 씻은 손으로 바로 수도꼭지를 잠그지 말고 종이타월을 대서 잠근다.

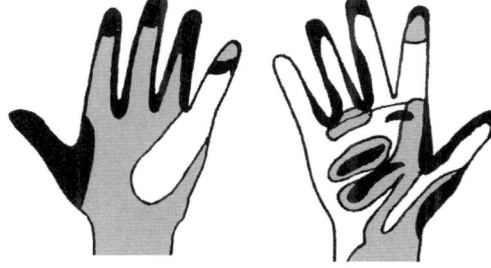

● 손씻을때 빠뜨리기 쉬운 부분
● 손씻을때 가장 빠뜨리기쉬운 부분

균 걱정도 없을 것입니다. 감염을 예방하기 위해서는 일상생활에서 손을 자주 씻는 습관을 가져야 합니다.

예방치고는 너무 상식적인 것 아닌가 되물을 수도 있지만, 사실은 이 쉬운 상식마저도 현실적으로 잘 지켜지지 않고 있습니다. 심지어 의료기관에서도 병원감염을 예방하는 가장 중요한 수칙인 이 '손 씻기'를 철저히 지키지 못하는 현실입니다.

2002년 7월에 발간된 영국 경제지 〈이코노미스트〉에 한 기사가 실렸습니다. 미 군부대에서 비누로 손 씻기를 하루에 5회 이상 실시했더니 콧물과 기침 감기를 45%나 줄일 수 있었고, 런던의 열대위생의학연구팀이 손을 자주 씻었더니 설사 증상이 종전의 43%로 줄어들었다는 내용입니다. 또한 〈이코노미스트〉는 평소 세균감염을 예방하기 위해서는 '백신보다는 손 씻기가, 약보다는 입을 헹궈내는 가글링이 더 좋다'고 전했습니다.

하루에 5번 이상 손을 잘 씻기만 해도 감기와 위장병은 절반으로 줄어듭니다. 앞 장의 손 씻기 방법을 아이들에게 꼭 알려주세요. 60초 동안 공 들여 손을 문지르고, 흐르는 물에서 60초 동안 헹굽니다. 물기를 닦을 땐 종이타올을 쓰는 것이 좋습니다. 세균이나 바이러스에 노출된 수건을 쓰면 손을 씻은 효과는 없어지기 때문입니다.

손을 씻은 후에는 얼굴을 만지지 말아야 합니다. 얼굴에서도 눈 코 주위는 많은 세균들이 붙어 있는 곳이므로 깨끗하게 씻은 손으로 세균이 모두 옮아갈 수 있습니다. 손톱도 항상 짧게 자릅니다. 세균은 긴 손톱을 가장 좋아합니다.

손 씻기와 함께 가글링도 같이 합니다. 가글링은 목 안의 세균과 바이러스를 제거하는 데에 효과적인 방법입니다.

이런 습관들은 감기나 독감이 유행할 때만 일시적으로 하지 말고, 1년 내내 아이들이 항상 실천하는 습관이 될 수 있게끔 지도해 주세요.

## ·· 손 씻기
## ·· 이렇게 하세요!

**1. 손은 얼마나 자주 씻어야 할까?**
화장실 다녀온 후나 외출 후에는 30초 이상 손을 씻는다.

**2. 어떤 비누가 좋을까?**
제균, 살균, 항균 기능이 있는 비누는 오히려 내성균을 늘리므로 보통 비누가 좋다.

**3. 손을 씻기 전후에는?**
시계, 반지를 빼고 씻은 후 얼굴, 머리를 만지지 않는다.
손톱은 짧게 자른다.

## 항균제품, 약일까? 독일까?

항균작용이 있다고 하면 으레 나쁜 균을 퇴치하는 매우 뛰어난 성능이라는 인식이 있지만 실제로는 건강에 그다지 좋지 않은 면이 많습니다.

이미 수년 전에 미국 터프츠 의대의 스튜어트 레비 교수 등은 트리크로산*이나 염화벤잘코니움** 등의 살균 소독약을 자주 쓸 경우 항생제 내성균이 생기기 쉽다는 연구를 발표한 바 있습니다.

손을 씻는 비누를 예로 들어 봅시다. 요즘에는 보통 비누보다 항균제가 첨가된 비누가 흔합니다. 이런 비누에 흔히 첨가하는 것은 트리크로산(Tricrosan)이라는 항생제인데, 이런 비누를 쓴다 해도 세균이 트리크로산에 내성을 획득하면 항균효과는 곧 사라집니다. 또 손을 씻을 때마다 항균하는 것이 사실이라면, 이는 오히려 내성을 부추기는 더욱 위험한 일이 될 수도 있습니다.

*트리크로산(Tricrosan)
박테리아의 세포벽을 파괴하는 작용을 하여 의약품으로 뿐 아니라 화장품, 세척제, 쟁반, 주방용품, 로션, 치약 등에 광범위하게 사용되고 있다.
**염화벤잘코니움(Benzalkonium Chloride )
방부제, 화장품, 콘택트렌즈, 비누 등에 광범위하게 쓰이는 소독제로 알레르기 반응을 일으킨다는 보고가 있다.

손 씻기엔 그냥 평범한 비누가 좋습니다. 특별한 항균기능이 없는 보통 비누도 여러 종류와 가격의 차이가 있지만 향료나 광고비에 따른 차이일 뿐이고, 향료도 사람에 따라서 피부 트러블을 일으킬 수 있으니까요.

최근에는 주방에서 쓰는 도마에도 항균 보호막이 장착됐다고들 하는데, 여기서 말하는 항균도 실은 한번에 균을 다 없앨 수 없습니다. 결국 살아남은 세균들만 항균제에 내성을 갖게 될 것입니다. 또 항균된다는 말 때문에 고기나 생선을 다듬은 후 안 씻고 조리를 하게 되는 역효과를 낳는다면 도리어 큰일이 됩니다.

일본에서는 항균작용이 있다는 좌변기를 한 대기업에서 판매하다가 항균 효과가 그리 크지 않은 것은 물론, 소비자들이 변기를 항상 청결하게 유지해야 한다는 설명서의 문구를 잘 지키지 않는다는 것을 알게 되면서 1999년부터는 아예 항균 표시를 제품에서 없애버린 일이 있고, 항균 소재를 사용한 의료품 때문에 피부염 등의 피해를 입었다는 보고도 있습니다.

사람의 피부에는 많은 정상균들이 살고 있어서 외부 병원균과 바이러스의 침입을 막고 우리 피부를 건강하게 지켜줍니다. 만약에 우리가 가진 모든 생활필수품들이 항균 작용을 가지고 있다면 피부에서 살고 있는 이 균들은 다 사라지게 될 것이고, 피부를 보호하던 세균들이 남김없이 없어진다면 당연히 피부는 약해질 수밖에 없을 것입니다.

### 우리 몸엔 자연치유력이 있다

아이들의 감기 증세가 바이러스에 의한 것인지 아니면 세균이 원인인지는 경험이 많은 의사라면 대부분 어렵지 않게 알 수 있습니다.

급성인두염의 경우를 예로 들자면 바이러스에 의한 감염이라면 최초에 열이 나지만 두통, 콧물, 목의 통증, 기침 등의 증상은 그다지 크게 나타나지 않습니다. 또 세균에 의한 감기 증세처럼 보여도 즉시 항생제를 투여해야 하는 것은 아닙니다. 세균에 의한 감기도 자연적으로 낫기도 하기 때문입니다.

다만 38.5도 이상의 열이 3일 이상 계속되면 병원에서 검사 후 세균감염이라는 것을 확실히 알고 세균의 종류 또한 판단된 시점에서 항생제 사용 여부를 결정해야 합니다. 이것만 잘 지키면 감기에 엉뚱한 항생제를 쓰는 일은 막을 수 있습니다.

준텐도 의대의 히라마츠 교수의 지론처럼 "아이들의 감기는 잘 자면 낫는다"는 것이 무엇보다 좋은 처방전입니다.

감기가 걸린 아이들은 충분한 휴식과 수분을 섭취하도록 해야 합니다. 평상시에도 아이는 하루 1.5리터, 어른은 하루 3리터 정도의 수분을 섭취해야 합니다. 그러나 우유나 주스는 뱃속 환경을 자극할 수도 있으므로 물이나 차를 마시는 게 좋습니다. 이렇게 수분을 충분히 섭취하면서 보통은 2~3일, 길게는 1주일 정도 쉬면 감기는 저절로 낫습니다. 바쁘게만 돌아가는 세상에서 감기는 아이들도 쉬어야 한다는 몸의 신호로 여기면 어떨까요. 엄마도 빨리 낫길 바라는 조바심을 갖기보다 여유 있게 병을 지켜보실 수 있어야 합니다.

그렇다면 이미 감기에 걸린 아이들을 위해 부모님들은 어떻게 해야 할까요? 감기가 더 심해지지 않게 하는 방법은 감기를 예방하는 방법과 같습니다. 손 씻기와 입안을 헹궈내는 가글링을 자주 하는 것이지요.

또 아이들이 빨리 자고 빨리 일어나는 규칙적인 생활을 하게 해야 합니다. 낮에 밖에서 맘껏 뛰어놀 수 있어야 밤잠도 푹 잘 수 있습니다. 잠을 잘 자는 아이들이 건강하게 자랍니다.

인간에게는 자연치유력이라는 훌륭한 힘이 있습니다. 영국의 한 병원에서는 몇 바늘을 꿰매는 상처를 입어도 꿰맨 후 상처를 잘 씻기만 할 뿐 반창고도 안 붙이고, 붕대도 안 감고, 고름 방지 약도 주지 않으며, 중간에 소독도 하지 않고 1주일 후

실을 뽑는 것이 전부지만 그렇게 해도 건강한 사람은 쉽게 낫는다는 것입니다. 물론 기초질병이 있는 사람들은 예외이고, 또 매우 신중하게 판단해서 이런 치료를 하는 것이지만, 인간이 가진 자연치유력이 있어서 가능한 일입니다.

물론 돌 이전의 수막염과 65세 이상의 폐렴 등에는 항생제의 힘을 반드시 빌려야 합니다. 그러나 그 외의 감염에는 신중한 검사 후 항생제를 사용해야 합니다.

항생제를 소중히 여기고 아껴 쓰는 일은 귀찮고, 시간도 더 들고 경제적, 시간적 부담도 각오해야 하는 일입니다. 또 환자와 의사 모두에게 서로 권하기 부담스러운 일일수도 있습니다. 하지만 좀 더 장기적으로 생각해보면 병원 안팎에서 이렇게 해서라도 필요 없는 약을 안 쓰는 것이 최선의 방법입니다.

지금부터라도 늦지 않았습니다. 아이들을 둔 부모라면 항생제 치료에 대한 기초지식과 원칙을 미리 알아두어야 아이의 평소 생활습관도 지도할 수 있고 병원의 잘못된 치료 관행도 고칠 수 있습니다. 그럴 때 우리 아이들과 다음 세대의 아이들은 내성균에서 안전할 수 있을 것입니다.

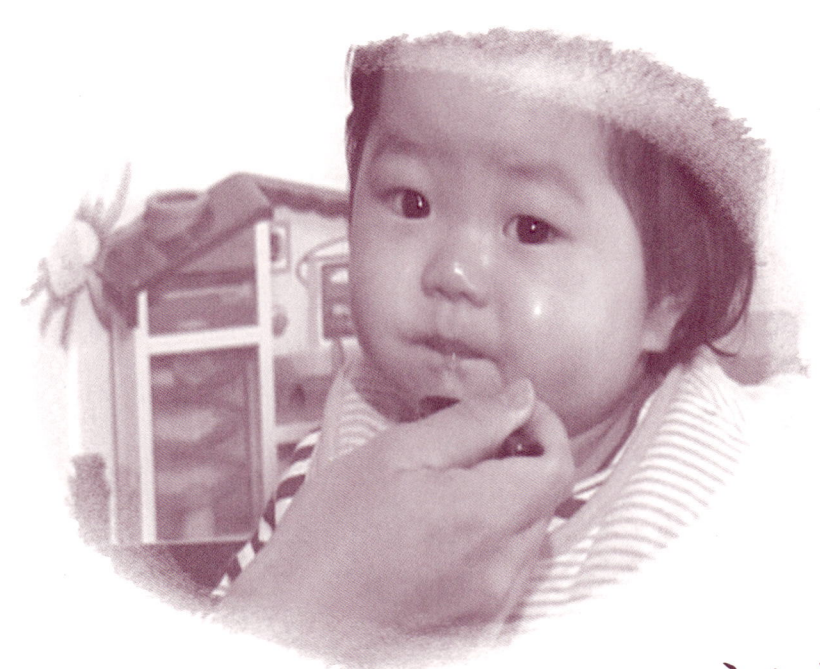

둘째 마당

현명한 환자가
병의를 만든다

내게 꼭 맞는 항생제 친구를
신중히 골라서 쓰면
세균은 무섭지 않아요

# 아이들이 자주 걸리는 질병의 대처법

아이들을 위한 최선의 치료는 무엇일까요? 의사가 무조건 항생제를 처방할 때, 부모님들이 대처할 방법은 없을까요?

이를 위해서는 무엇보다도 아이들 병에 대해 알아야 합니다. 소아과에서 흔히 항생제를 처방하는 질병은 무엇이며, 어떤 질병인지 조금은 알고 있어야 좀 더 자세한 상담이 가능할 것입니다. 콧물, 기침, 열 등의 감기, 설사, 구토, 중이염, 부비동염, 농가진, 사슬알균 감염, 폐렴 등의 흔한 소아과 질환들에 무조건 항생제 처방을 하는 병원도 많습니다. 그러나 대부분의 아이들 병에는 항생제가 필요하지 않습니다.

**감기**

항생제를 쓰는 원칙은 '필요할 때', '필요한 양만큼', '필요한 기간 동안'입니다.

우리 병원에서는 주로 호주의 〈항생제 치료 가이드라인〉을 참고하여 항생제 치료를 하고 있습니다. 따라서 이 장에서 소개하는 소아과의 질병별 치료 내용들은 호주의 가이드라인을 참고한 것들입니다.

## 감기

5세 미만의 아이들은 평균 1년에 10회는 감기에 걸리고 열이 납니다. 콧물, 목감기, 기침, 발열, 이런 것은 모두 넓은 의미의 감기로 볼 수 있습니다. 의학 용어로는 숨을 쉴 때 공기가 통하는 기도의 윗부분인 코와 목에 염증이 생겼다는 의미로 '상기도염'이라고 합니다. 목 안쪽에 있는 후두, 기관지, 폐의 염증과 천식, 일레르기성 비염 등의 질환과는 다르다고 할 수 있습니다.

감기의 95%는 바이러스감염 때문입니다. 원인이 될 수 있는 바이러스 종류는 200가지 이상이지만 대부분 라이노 바이러스, 아데노 바이러스, 파라인플루엔자 바이러스, 인플루엔자

바이러스, 코로나 바이러스 등에 의한 것입니다. 감기가 나을 즈음 또 걸리는 이유는 이렇게 많은 종류의 바이러스 가운데 또 다른 바이러스에 다시 감염되기 때문입니다.

앞에서도 거론했지만 바이러스에는 항생제가 소용이 없습니다. 호주의 〈항생제치료 가이드라인〉에서도 같은 의견입니다. 바이러스성 질환에 사용하는 항생제는 내성균의 위험성을 불러오므로 사용하지 않는다고 의사가 환자에게 자세히 설명해 환자가 안심할 수 있게 하라고 권고하고 있습니다. 그러나 일본에서 이것은 좀처럼 힘든 일입니다. '3분 진료'로는 시간이 너무 부족하기 때문입니다.

이 책을 읽는 부모님들도 가벼운 감기에 처방된 항생제를 받아본 경험이 있을 테지요. 정말로 항생제가 필요한지 의구심이 들어도 보통 의사가 먼저 설명하는 모습은 보지 못했을 것입니다. 그러나 의구심이 든다면 망설일 일이 아닙니다. 궁금한 것은 그 자리에서 의사에게 물어보세요. 이는 의사와 환자가 충분히 상담하면서 정보를 주고받는 성숙한 진료 문화를 앞당기는 일이기도 합니다.

감기 그 자체를 고치는 약은 없지만 기침이 너무 심한 증상이나 일상생활이 불편할 정도로 코가 막히는 증상 등을 덜하게 하는 약은 있습니다.

감기

**감기**

> 🍄 항생제가 필요한 감기 증상은 5%

감기의 95%가 보통 바이러스성 감염인 반면 나머지 5% 정도는 세균에 의한 감기입니다. 처음부터 세균 감염으로 감기 증상이 오기도 하지만, 바이러스 감염 후 다시 세균에 감염되는 경우도 있습니다.

감기와 증상이 비슷한 세균 감염증에는 편도선염, 기관지염, 폐렴, 마이코플라즈마 폐렴 등이 있습니다.

편도선염은 갑자기 40도 이상의 고열이 나고 목 안의 편도가 빨갛게 부어 있으며 며칠 후엔 하얀 고름이 생기게 됩니다. 절반 정도는 사슬알균이 원인으로 항생제 치료가 필요합니다.

기관지염은 대부분 감기에 이어서 걸리는데 기관지에 생긴 염증으로 기침이 심하고 담이 같이 나오는 감기로 변합니다. 폐렴은 바이러스성도 있지만 세균성인 경우도 많습니다. 폐렴알균과 인플루엔자균 등이 원인입니다.

폐렴의 특징은 고열과 심한 기침인데 심하면 호흡곤란을 일으키고 설사와 구토도 일어납니다. 바이러스에 의한 감기는 수분과 휴식을 충분하게 취하면 자연히 낫지만, 만일 38.5도 이상의 열이 3일 이상 계속되고 식욕이 없고 숨이 차고 가쁜 숨을 쉰다면 폐렴일 가능성이 높습니다. 폐렴은 자칫 처치가 늦어지면 중병이 될 확률이 높으므로 즉시 병원에서 검사와 치료를 받아야 합니다.

　마이코플라즈마 폐렴은 세균의 종류인 마이코플라즈마가 원인입니다. 일반 세균성 폐렴과는 구별해서 다루고 있습니다. 매일 아이들을 보는 경험있는 소아과 의사들은 대부분의 증상이 같더라도 경과와 증상의 미세한 차이를 보고 바이러스성인지 세균성인지 알 수 있습니다. 증상을 봤을 때 세균성으로 의심된다면 감염 부위에 어떤 세균이 있는지 세균배양검사를 해야 합니다. 바이러스성이지만 폐렴 합병에 대한 우려 때문에 예방용으로 항생제를 처방하는 의사들도 있는데, 미리 항생제를 쓴다고 해서 예방이 되지는 않는다는 것이 이미 여러 연구로 밝혀졌습니다.

　세균배양검사는 결과가 나오기까지 2~3일 걸리지만 수막염처럼 일각을 다투는 병이 아니라면 큰 문제가 되지 않습니다. 어떤 세균인지도 모른 채 무턱대고 항생제를 사용하는 것보다 조금 시간이 걸려도 확실한 항생제를 쓰는 게 더 효율적입니다. 검사 결과가 세균성으로 판별된다면 그 시점부터 항생제로 치료하는 것이 좋습니다. 증상이 심하다면 광범위 항생제를 사용하다가 세균배양검사 결과에 따라 항생제를 좁혀가는 방법도 효과적입니다.

**마이코 플라즈마 폐렴**

> 🐸 갈수록 흔해지는 마이코플라즈마 폐렴

마이코플라즈마 폐렴은 감기와 비슷한 증상을 보이지만 매우 주의해야 하는 세균성 감염입니다.

일본의 경우 4년에 1번, 올림픽 경기가 열리는 해마다 유행하다가 최근 몇 년간은 해마다 유행했고 2002년도에는 최고조로 극성을 부렸습니다.

마이코플라즈마는 세포벽이 없고 동물세포에 기생하지 않아도 증식이 가능한 세균의 한 종류입니다. 세포벽을 허물어서

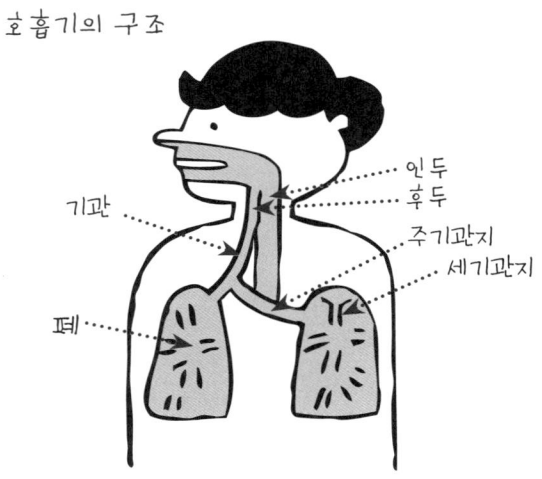

호흡기의 구조

세균을 없애는 항생제는 듣지 않습니다. 즉 병원에서 자주 처방하는 페니실린 계열과 세펨 계열 항생제는 효과가 없습니다.

스스로 단백질을 만들 수 있는 이 균에는 단백질 합성을 방해하는 마크로라이드 계열과 테트라시클린 계열의 항생제가 듣습니다. 이런 항생제들의 내성균은 20~30년 전부터 있어 왔지만 내성균에 감염되었더라도 자연히 낫는 경우가 많았기 때문에 그리 큰 문제가 되지 않았습니다.

그렇지만 14~15년 간격으로 나타나는 변종 마이코플라즈마가 때로 무서운 감염증세를 일으켜서 사망하는 경우도 있었습니다. 게다가 변종 발생 주기가 점점 짧아져서 최근에는 2~3년마다 새로운 성질을 가진 균이 나타나고 있습니다.

몇 년 동안 우리 소아과에도 위급한 상황은 아니었지만 마이코플라즈마 감염증으로 찾아오는 아이들이 점점 늘어나고 있습니다.

마이코플라즈마 폐렴의 특징은 심한 기침 증세입니다. 천식으로 오진하는 경우도 있으므로 제때 치료하기 위해서는 시기별이나 지역별로 유행하는 질병 정보에 조금 민감해질 필요가 있습니다. 거주지에 유행주의보가 내려져 있거나 심한 기침을 한다면 세균 검사를 해볼 필요가 있습니다.

## 급성중이염

소아과 진료를 하면서 내성균때문에 가장 애를 먹는 질병이 바로 급성중이염입니다.

급성중이염은 감기로 인해 코나 목에 염증이 생길 때 시작됩니다. 평상시에는 코와 목의 섬모가 활발하게 움직여서 세균 침입을 막지만, 감기에 걸리고 나면 활동이 약해져 쉽게 세균들이 이관을 지나 중이까지 침입하고 맙니다. 중이에 들어온 세균 때문에 생기는 염증이 바로 급성중이염입니다.

그런데 급성중이염의 원인이 세균일 가능성은 대략 절반쯤이고, 나머지는 바이러스에 의한 것으로 볼 수 있습니다. 항생제를 필요로 하지 않는 급성중이염도 많다는 것입니다.

그러나 대부분의 소아과에서는 항생제 사용 여부를 미리 정확하게 가려내지 않고, 처음부터 광범위한 세균에 효과가 있는 세펨 계열 항생제를 쓰고 있습니다. 심지어 감기 증상으로 온 아이들에게도 중이염이 생기는 것을 미리 예방한다면서 항생제를 처방하기도 합니다. 이는 내성균을 몸 안에 일부러 키우는 것과 마찬가지입니다. 특히 신생아들은 항생제로 급성중이염을 치료해도 잘 듣지 않고, 오히려 부작용이 생기는 경우도 있습니다. 세균이 원인이라 해도 성급하게 항생제를 써서도 안 됩니다.

바이러스성이든, 세균성이든 급성중이염의 80% 정도는 자연히 낫습니다. 귀가 심하게 아픈 급성중이염 환자들도 60%는 조금 지켜보면 24시간 안에 대부분 낫게 됩니다. 호주의 〈항생제치료 가이드라인〉에서도 급성중이염은 "자연히 낫는 병"으로 분류하고 있습니다.

아이가 심한 통증으로 잠을 못 잘 때는 해열진통제를 마시게 하고, 30분이 지나도 통증이 계속될 때에도 같은 약을 한 번 더 먹이면, 대부분은 통증이 진정되어 잠을 잘 수 있습니다.

그래도 계속 아프면 이비인후과에 가서 고막을 절개하고 고름을 빼는 치료를 받아야 합니다. 중이에 고름이 고여 있다 해도 호주의 가이드라인은 "하루 이틀 경과를 보고 난 후에 항생제를 복용하는 게 좋다"고 권장합니다.

고름이 고여 있다고 해도 자연히 나을 수 있는 경우가 대부분입니다. 고막이 자연적으로 파열되면 고름이 빠져나와 열이 내리고 금방 나을 수 있습니다. 만약 고막이 파열됐는데도 열이 내리지 않으면 이 때도 역시 이비인후과의 진료를 받아야 합니다.

급성중이염의 세균성 원인균은 폐렴알균일 경우가 가장 많습니다. 폐렴알균에 대항하는 면역은 5세 정도에 생긴다고 하

**급성 중이염**

**급성 중이염**

는데요. 면역이 생기기 전에 항생제로 세균을 퇴치하려 한다면 당연히 면역은 생기지 않게 되고, 급성중이염이 계속 반복될 것입니다.

어린 아이일수록 경과를 관찰하면서 면역력을 키우는 방향으로 치료하는 게 좋습니다. 물론 가벼운 증상의 중이염에 쓰는 항생제도 줄여서 아이에게 내성균이 줄어들게끔 하는 것이 가장 좋겠지요.

## ··미국 소아과학회의
## ··중이염 치료 가이드라인

미국소아과학회가 2004년 3월 〈중이염 치료 가이드라인〉을 발표한 바에 의하면 급성중이염 10건 가운데 8건은 항생제를 전혀 사용하지 않아도 나았으며 중한 합병증도 없었다고 합니다.

또 중이염 치료에서 우선적으로 신경을 쓸 점으로 통증 감소를 위해서는 이브푸로펜이나 아세토아미노펜와 같은 진통제를 먼저 사용하라고 강조했는데 그 이유는 항생제를 써서는 24시간 이내에 통증을 가라앉히기 힘들기 때문이라고 밝히고 있습니다. 항생제는 이상한 증세를 보이거나 고열이 있을 때, 중이에 삼출액이 고여 있거나, 48~72시간 후에도 증상이 나아지지 않을 경우로 엄격하게 제한하여 투여할 것을 권하고 있습니다.

## 삼출성 중이염

삼출성 중이염은 중이에 삼출액이라는 투명하거나 갈색 액체가 고여 고막 활동을 저하시켜서 잘 들리지 않게 되는 질병을 말합니다.

호주의 〈항생제 치료 가이드라인〉에도 청력이 저하되지 않고 급성이 아니라면 중이에 진액이 고여 있어도 특별히 문제는 없으며, 중이에 삼출액이 3개월 이상 고여 있을 경우만 삼출성 중이염으로 진단한다고 되어 있습니다. 중이염에 걸린 아이에게서 삼출성 액체가 발견되어도 3개월 동안은 경과를 관찰하는 것으로도 괜찮고, 특별한 경우를 제외하고는 항생제도 필요 없다는 것입니다.

즉, 삼출성 중이염이라는 것은 급성 중이염이 완전히 낫지 않았을 때나 귓속 관이 여러 가지 이유로 막혔을 때 일어나는 3개월 이상된 만성 중이염을 말하는 것입니다.

이 삼출성 중이염은 알레르기성 비염과 마찬가지로 수십 년 전에는 일본에 별로 없었습니다. 삼출성 중이염이 요즘 늘어나게 된 것은 급성 중이염 치료에 주로 항생제를 사용하였기 때문입니다.

**삼출성 중이염**

일본에서는 발병한 지 3개월도 안 되어 세펨 계열 항생제를 투여하거나 마크로라이드 계열 항생제를 장기간 투여하는 경우가 흔하고 그 때문에 내성균 증가로 치료가 더 어렵습니다.

소아과 의사들끼리 열이 나거나 감기에 걸린 아이들을 진찰할 때는 반드시 귀를 보고 고막을 잘 살펴야 한다는 말을 자주 하지만 고막이 빨갛다고 바로 항생제를 처방하는 것은 문제입니다.

그러나 급격히 귀가 아프거나 갑작스레 삼출액이 나올 때, 청력이 현저히 떨어지거나 3개월이 경과해도 삼출액이 낫지 않을 때는 즉시 의사의 치료가 필요합니다.

이러한 징후를 놓치지 않도록 아이 상태를 잘 관찰하면서 기다려야 합니다. 간혹 부모님들은 어떻게 3개월 동안 아무것도 하지 않고 기다리느냐면서 조급해 하지만, 이것은 결코 아무 것도 하지 않는 것이 아닙니다. 무엇보다도 '아이 증상의 변화를 놓치지 않는 것'이 가장 중요한 일이기 때문입니다.

아이들 스스로가 귀가 잘 들리지 않는다고 말하기를 기대할 수는 없습니다.

엄마가 부르는데도 아이가 응답이 없거나, 평소에 잘 들리던 거리에서 묻는 말에도 자꾸 되묻는다든가, 텔레비전 볼륨을 높이는 행위들은 주의를 요하는 신호들입니다. 이렇게 사소한 위험 신호들을 부모님들이 발견하지 못하고 방치하면 큰 일이 될 수 있습니다.

병이 악화되어도 얼마든지 항생제로 나을 수 있던 시대는 이미 지났습니다. 요즘은 내성균의 만연 때문에 항생제로 질병을 간단하게 치료하기는 어렵습니다. '약먹으면 되겠지'라는 마음에 지금껏 아이들의 질병 예방을 소홀히 했다면, 이제부터라도 주의 깊게 아이를 관찰하세요. 아이들의 질병을 빨리 발견하고 대처할 수 있는 길이기도 하지만, 아이에게 부모님의 더 큰 관심을 보여주는 일이기도 합니다.

삼출성 중이염

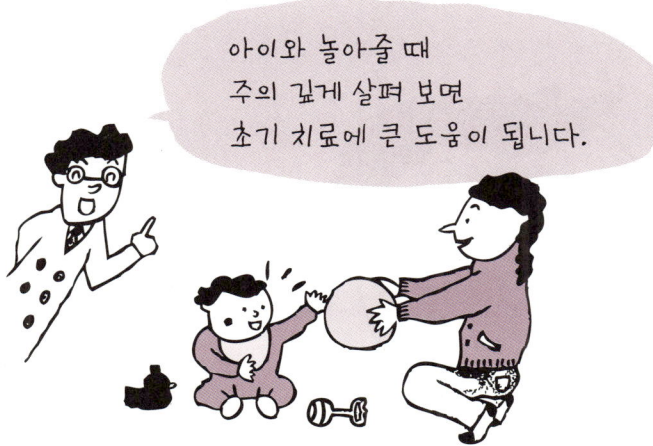

아이와 놀아줄 때 주의 깊게 살펴 보면 초기 치료에 큰 도움이 됩니다.

## 축농증

흔히 축농증이라고 부르는 부비강염은 뼈로 둘러싸인 코 안의 '부비강'이라는 공간에 세균이나 바이러스가 침입하여 염증을 일으키는 질병입니다. 부비강과 중이의 구조를 보면 둘 다 콧구멍을 둘러싸고 비공과 직접 교통하고 있는 공간입니다. 그렇기 때문에 감기 후에 중이염이 쉽게 오는 것과 마찬가지로 부비강염도 감기 후에 잘 발병합니다.

그런데 '라이노'라는 코감기 바이러스에 감염된 사람의 엑스레이 사진을 보면 대부분 이 부비강이 허옇게 뭔가 차 있는 것

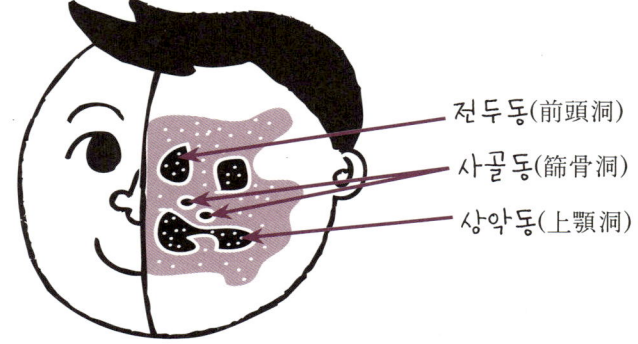

부비강의 위치 및 축농 부위

- 전두동(前頭洞)
- 사골동(篩骨洞)
- 상악동(上顎洞)

이 보입니다. 콧물이 멈추지 않아서 이비인후과을 찾으면 이런 엑스레이 사진을 가지고 부비강염으로 진단하고 항생제를 처방하는 경우가 많지만 원래 이 라이노바이러스 감염은 항생제를 먹지 않아도 낫는 병입니다.

부비강염도 중이와 마찬가지로 50% 정도가 바이러스성이어서 항생제로 낫지 않으며 나머지 절반의 세균성에도 기본적으로는 항생제가 필요 없습니다. 대부분 자연적으로 낫는 병입니다.

호주 가이드라인에서는 다음의 3가지 증상이 겹쳐서 나타날 때에만 항생제가 필요하다고 말하고 있습니다.

① 7일에서 10일이 지나도 끈끈한 콧물이 나오는 경우,

② 얼굴이 많이 아플 때,

③ 콧속에 쓰는 혈관수축제가 잘 듣지 않거나 부비강 부분이 강하게 압박되는 듯한 통증을 느끼며 위턱의 어금니가 매우 아플 때

또 이런 경우에도 항생제의 사용 기간은 7일로 한정합니다. 항생제의 효과 여부를 판단하는 데에는 7일이면 충분하다는 것입니다. 호주에서는 약에 따라 3일 만에 나았다는 보고도 있습니다.

**축농증**

호주 〈항생제 치료 가이드라인〉에 따르면 부비강에 진액이 고인 사람을 2주간 관찰한 결과, 항생제를 사용한 사람들의 경우는 84%가 나았고, 같은 기간 항생제를 사용하지 않은 사람은 70%가 자연적으로 나았다고 합니다. 2주일이라는 특정한 기간만 놓고 보았기 때문에 14% 정도의 차이가 있었지만 관찰 기간을 좀 더 길게 보았다면 항생제를 사용하지 않고 자연적으로 병이 나은 사람들의 비율도 항생제로 치료한 사람들의 비율과 별 차이가 없었을 것입니다.

그런데 축농증이나 삼출성 중이염에 걸린 아이들이 단 7일이 아니라 몇 주일, 몇 개월씩 항생제 치료를 받는 것은 우리 주변에서는 흔히 볼 수 있는 일입니다.

이렇게 오랫동안 항생제 치료를 받아온 아이들은 콧속 점막의 세균배양검사를 통해서 내성균 검사를 꼭 해 볼 필요가 있습니다. 만약 내성균이 나온다면 항생제는 듣지 않기 때문에 콧속을 세정하거나 항생제를 제외한 다른 치료가 필요합니다.

0.9%의 생리식염수로 코를 헹궈주면 점막의 세균이 줄고 모세혈관이 수축하여 염증이 가벼워집니다. 또 가정에 흡입기를 가지고 있다면, 하루에 몇 번씩 콧속에 생리식염수를 5~10cc 가량 들이마신 후에 코를 풀어내는 것도 염증을 가볍게 하는 효과가 있습니다.

축농증이 심해질 경우엔 수술도 필요할 수 있습니다. 그러나 아이들의 부비강은 아직 덜 발달된 상태이므로 어른들처럼 수술이 필요할 정도로 경과가 나빠지는 경우는 그리 많지 않습니다.

## 설사

아이들이 설사나 구토를 하는 이유는 대부분은 바이러스가 원인이 된 위장염 때문입니다. 바이러스에 감염된 위장 점막에 염증이 생겼을 경우에는 설사나 구토 외에 열, 콧물, 재채기, 기침 등의 감기 증상을 보이는 경우도 있습니다.

대표적인 구토 설사증으로 겨울철에 자주 유행하는 로타바이러스 감염이 있는데, 생후 2개월에서 2살까지의 유아들에게 많으며 쌀뜨물처럼 하얗고 묽은 변을 하루에 몇 번씩 보는 증상을 보입니다. 이 외에 콧물감기를 일으키는 아데노바이러스 등이 위장에 번식하면서 설사와 구토를 일으키는 경우, 겨울철에도 흔하게 설사를 일으키는 노로 바이러스 감염이 있습니다.

바이러스에 의한 설사에는 항생제는 소용없고 설사약을 쓰는 것은 금기입니다.

**설사**

한편 세균에 의한 설사나 구토 증세도 있는데 이것은 세균에 오염된 음식을 통해서 감염됩니다. 쉽게 말해 식중독으로 인한 설사와 구토입니다. 식중독은 세균이 원인이기 때문에 항생제가 꼭 필요할 것 같지만, 이런 경우도 증상이 아주 크게 심각하지 않다면 항생제는 필요 없습니다.

살모넬라균이나 병원성 대장균인 O157에 의한 감염도 대부분 자연적으로 나으므로 항생제는 필요없습니다.

또 이런 세균성 위장염은 세균 그 자체의 확산에 의한 질병이라기보다는 세균이 만들어낸 독소가 음식에 섞여서 체내로 들어와 일으키는 병이라고 할 수 있습니다. 항생제로는 세균을 퇴치하는 것은 가능하지만 세균이 내뿜는 독소를 없앨 수는 없습니다. 독소물질로 인한 발병은 병세가 가라앉을 때까지 자연치유를 기다릴 수밖에 없습니다.

설사 치료란 사실은 적절한 수분과 염분을 공급하는 것입니다. 영양제를 맞는 것도 효과가 있지만 특별한 쇼크 증상이 아니라면 입으로 음식을 섭취하는 것으로 충분합니다.

그러나 피가 섞인 변을 본다든가 발열, 오한이 계속될 때는 장티푸스, 콜레라, 이질 등의 병원체일 가능성이 있으므로 주의를 기울여서 치료해야 합니다. 또 감기 증상이 나아져도 계속 설사를 할 때는 먹고 있는 항생제가 원인일 가능성이 있으므로 의사와 상담해서 즉시 항생제 복용을 멈추는 것이 현명합니다.

### 복통

별다른 설사 증상 없이 아이의 배 아픈 증상에 유산균약이 들을 때가 있습니다. 평소에 먹는 유산균 용량의 10배 정도로 늘려 먹여 장내의 유산균 수가 늘어나게 해서, 유해 세균의 증가를 방지하는 것입니다.

그러나 어떤 유산균약 제품에는 유당이 들어 있으므로 우유 알레르기가 있는 아이들은 설사를 할 수도 있으니 이를 꼭 확인하고 주의해서 먹여야 합니다. 또 유산균약을 마셔도 통증이 가라앉지 않는다면 다른 문제가 있기 때문이니 꼭 병원에 가야 합니다.

반면 복통에 항생제 사용은 극히 주의해야 합니다. 부족한 유산균마저도 다 없애게 되어서 면역력이 더 떨어지게 할 수 있기 때문입니다.

아이의 장이 약한 편이라면 평소에도 유산균이 풍부한 음식을 많이 먹이세요. 체내에서 유산균을 증가시키도록 도와주는 올리고당을 함께 섭취하면 효과적입니다.

## 농가진

개인적으로 소아과 진료를 보면서 항생제 효과가 없다는 것을 가장 먼저 느끼게 한 질병이 바로 농가진이었습니다.

농가진은 정확히 말해서 '전염성 농가진'이라고 합니다. 대부분 황색포도알균이 원인이지만 사슬알균과 녹농균이 원인일 경우도 있습니다. 농가진은 습진, 벌레 물림, 땀띠 등으로 긁어서 난 상처에 황색포도알균이 감염되어서 번식하면서 전신에 퍼지게 됩니다. 마치 불똥이 튀는 것처럼 전신에 퍼져가서 '불똥'이라는 별명을 갖고 있기도 합니다.

이 황색포도알균 퇴치에는 일반적으로 세펨 계열 항생제가 사용됩니다. 그러나 요즘은 내성균 때문에 페니실린 계열과 세펨 계열 항생제가 듣지 않는 경우가 훨씬 더 많아졌습니다. 그래서 농가진 치료가 해마다 까다로워지고 있습니다. 1993년에는 MRSA에 의한 SSSS(Staphylococcal Scaled Skin Syndrome, 포도알균에 의한 피부열상증후군)라는 전신에 물집이 잡혀 피부가 벗겨지고 고열이 나 심하면 죽기도 하는 매우 심각한 병도 보고되었으니 신중하게 관찰하고 치료해야 합니다.

또 MRSA에 의한 농가진의 비율도 점점 느는 추세입니다. 1988년 아사히가와 의과대학이 농가진 환자의 황색포도알균을 조사할 때만 해도 MRSA는 없었습니다. 그러나 그 후로 농가진의 원인균인 MRSA의 비율은 1997년에는 10%, 1999년에는 65%로 급격하게 늘어났습니다.

전에는 농가진에 겐타마이신, 마크로마이신 등의 항생제 연고가 주로 처방되었는데, 요즘 출몰하는 내성 황색포도알균에 겐타마이신은 거의 효과가 없습니다. 그런데 이 겐타마이신은 연고 형태라서 일반인들도 손쉽게 이용할 수 있어, 마치 벌레에 물려서 바르는 약처럼 사용하는 경우가 많습니다. 그런 남용은 언제나 몸에 내성균을 증가시키는 위험이 안고 있다는 것을 반드시 기억하세요.

그렇다면 농가진을 잘 치료할 수 있는 방법은 없을까요?

우선은 잘 씻는 것입니다. 깨끗한 물로 잘 씻어 세균을 흘려보내야 합니다. 이 때 손에 있었던 세균을 상처부위에 옮기지 않게 미리 손을 깨끗이 씻어야 합니다.

손을 씻을 땐 소독약이나 약용비누가 아니라 그냥 평상시에 쓰는 보통 비누로 충분합니다. 잘 씻은 후에는 병원에서 검

**사슬알균 감염**

사받은 세균배양검사 결과를 기다립니다. 항생제는 그 후에 써도 충분합니다.

### 🐑 사슬알균 감염

사슬알균 감염은 용혈성연쇄알균이라고도 부르는 사슬알균에 의해 발병되며, 감염 후에는 고열이 나고 격렬한 목의 통증을 동반합니다. 또 가려움을 동반하는 붉은 발진이 전신에 퍼지면서, 3~4일 지나서 혀가 빨갛게 달아오르면서 돌기가 생기거나, 열과 발진이 가라앉으면 손끝과 손바닥의 피부가 거칠게 일어나기도 합니다.

예전에는 이런 증상이 진전될 경우, A군 사슬알균 감염인 성홍열(Scarlet Fever)로 분류해 환자를 격리시키는 법정전염병으로 취급했습니다.

그러나 요즘에는 항생제 치료로 사망이나 입원 걱정 없이 완치할 수 있게 되면서, 중한 증세를 보여도 특별히 법정전염병으로 분류하지 않습니다.

이런 무서운 법정전염병도 외래치료로 쉽게 고칠 수 있게 된 것은 물론 항생제 덕택입니다. 페니실린 계열, 세펨 계열은 물론 테트라시클린 계열의 미노사이클린 등의 대부분 항생제들이 효과가 있어 쉽게 치료할 수 있는 가벼운 병이 되었지요. 그러나 요즘 다시 이들 약으로 고치기 힘든 병이 되어서 다시 법정전염병 취급을 받을 가능성이 없다고는 할 수 없습니다.

**사슬알균 감염**

사슬알균 감염에는 대부분 페니실린 계열 항생제를 10~14일 간 복용하게 처방하지만 저는 조금 다른 이유에서 페니실린 계열이 아닌 마크로라이드 계열의 항생제를 처방합니다.

사슬알균은 면역이 생기면 또 다시 발병할 가능성은 없는 병입니다. 그러나 2~3회 반복적으로 앓는 아이들이 늘어나고 있습니다. 이것은 살균력이 매우 강한 페니실린을 써서 아이들이 미처 면역력을 기르기도 전에 병이 낫기 때문이 아닌가 하는 의문이 들게 합니다.

마크로라이드 계열의 항생제는 세균의 단백질 합성을 방해해서 세균의 증식을 제어하는 정균적(靜菌的) 항생제의 대명사입니다. 즉 이 계열 항생제들은 세균이 금방 퇴치한다기보다는 체내의 세균 활동을 멈추게 하여, 이 기간 동안 아이들은 확실한 면역을 만들 수 있게 합니다. 나는 이 마크로라이드 처방으로 2~3회씩 반복적으로 발병하는 아이들이 줄어드는 효과를 보았습니다. 전에는 우리 병원도 사슬알균 감염을 두 번 이상 중복적으로 앓은 아이들의 수는 수백 명에 달했지만, 이 처방

**사슬알균 감염**

도입 후에는 단 몇 명으로 줄일 수 있었습니다.

이러한 처방의 효과는 페니실린 계열보다 마크로라이드 계열이 사슬알균감염증 치료 성적이 더 좋았다는 미국의 보고에서도 입증됩니다. 그런데 미국에서는 이런 보고 후 마크로라이드 계열 항생제의 사용이 늘어나게 되자 순식간에 마크로라이드의 내성균도 늘어났다고 합니다. 그래서 현재 미국에서는 사슬알균 외의 다른 균이 원인인 감기에는 마크로라이드 계열 항생제 사용을 금하고 있습니다.

우리 소아과에서도 한 아이가 페니실린과 마크로라이드 계열의 항생제가 듣지 않는 폐렴구균인 PRSP에 감염되어 병원에 찾아와 치료하던 중에 그 아이의 동생이 마크로라이드 계열의 항생제에 내성이 있는 사슬알균에 감염된 것을 알게 됐습니다. 더 자세히 알아보니 동생은 다니던 유치원의 아이들에서 마크로라이드 내성 사슬알균이 옮아 온 것이었습니다. 이런 식이라면 이제 다시 마크로라이드 계열 항생제를 쓸 수 없습니다.

이러한 마크로라이드 계열의 항생제들은 한꺼번에 사슬알균을 살균하지 않기 때문에 갑자기 고열과 같은 증세를 일으킬 염려도 있습니다. 그러므로 위험성도 같이 염두에 두고 수시로 아이의 상태를 체크해야 합니다.

한편 사슬알균 감염을 페니실린 계열의 항생제로 치료할

때는 10~14일 동안 먹어야 하는 장기간의 약을 처방받는데, 부모님들은 도중에 병세가 나아졌다고 해서 아이에게 약 복용을 중단시켜서는 안 됩니다.

의사의 처방대로 항생제를 복용하지 않는 사람이 매우 흔하다는 사실은 여러 조사에서 나타나고 있습니다. 한 조사 결과에 의하면 약의 9일 간 복용을 처방받았을 때 이를 제대로 지켜 복용한 사람은 9%에 불과했다고 합니다. 특히 페니실린 계열 항생제는 최소 10일은 복용해야 합니다. 그렇지 않으면 세균을 살려두는 셈이 되어 같은 증상들이 반복하게 되고 결국엔 내성균도 늘어납니다. 그렇지만 의사가 1주일 후에 보자는 말을 했다고 해서 아이의 상태가 좋지 않은데도 마냥 일주일을 기다릴 필요도 없습니다. 아이가 이상한 증상을 보이면 그 즉시 의사에게 보이는 게 좋습니다.

:: **우리나라의 사슬알균 치료** ::

우리나라에서는 다행히 아직 사슬알균의 페니실린 내성이 보고된 적이 없습니다. 그래서 현재까지는 사슬알균 치료에는 페니실린이 최선입니다. 반면에 마크로라이드 계열 항생제는 지역에 따라 내성률이 50%까지도 보고되고 있기 때문에 사슬알균 감염이 의심될 때 마크로라이드 계열의 항생제를 사용하려면 꼭 세균배양검사와 감수성 검사가 필요합니다.

**인플루엔자**

## 수막염

아이가 아플 때 "수막염만 아니면 일단 안심"이라고 할 정도로 위험한 질병인 수막염은 100만 건에 1건 정도로 발생하는 극히 드문 병입니다.

수막염도 크게 바이러스성 수막염과 세균성 수막염으로 나눌 수 있습니다. 바이러스성 수막염은 주로 여름에 많은 헤르판지나와 수족구병(hand foot and mouth disease) 등을 발병시키는 콕사키 바이러스와 에코바이러스, 헤르페스바이러스, 볼거리 바이러스 등이 원인이며 세균성 수막염은 폐렴구균, 인플루엔자균, 수막염균 등의 세균이 원인입니다.

우리 몸에서 매우 중요한 뇌와 척수는 뇌척수액이라는 액체가 마치 쿠션처럼 둘러싸서 보호하고 있습니다. 바로 그 뇌척수액에 바이러스나 세균이 침입한 질병이 수막염입니다.

바이러스나 세균 감염 모두 급속한 고열과 구토를 반복합니다. 그렇지만 이런 증상 없이 불러도 반응이 늦거나, 그저 약간 힘들어하는 정도의 증상을 보이는 아이들도 있으니 주의해야 합니다.

수막염은 허리에서 척수액을 뽑아서 원인을 검사하는데, 결과가 바이러스성으로 진단되면 우선은 안심해도 됩니다. 고열과 구토, 두통 등을 진정시키는 약을 먹고 일주일 이내에 퇴원할 수 있습니다. 또 걱정스러운 후유증도 거의 없습니다.

그러나 세균이 원인일 때는 조금 다릅니다. 뇌에는 약효가 잘 듣지 않는 편이어서 원인 세균에 효과가 있는 항생제를 장기간 동안 대량으로 사용해야 하기 때문입니다. 그래서 과거에는 세균성 수막염은 사망에 이르는 중병이었지만, 항생제의 혜택때문에 이제는 사망에 이르는 경우는 거의 없을 정도로 줄어들었습니다. 하지만 치료가 지연되거나 원인 세균을 모두 없앨 수 있는 항생제가 없을 경우에는 지능장애나 운동장애 등의 후유증이 남기도 합니다.

수막염 또한 예방하기 위해 미리 항생제를 먹는 것은 의미가 없습니다. 내성균을 키워서 오히려 수막염을 치료할 때 어려움을 겪을 수도 있게 됩니다. 수막염은 빨리 발견해서 빨리 치료하는 것이 가장 중요한 일입니다. 아이의 몸이 이상하다는 생각이 들 때 빨리 병원에 가서 치료받는 것이 최선입니다.

한편 수막염은 1살 미만의 영아들에게 발병이 많은 병이지만, 최근 유아의 수막염은 줄어드는데 오히려 어른들에게 많이 늘어나고 있습니다. 성인들도 수막염에 주의를 기울일 필요가 있습니다.

**수막염**

**인플루엔자**

### 🐑 인플루엔자

인플루엔자는 바이러스가 원인인 유행성 독감으로 항생제를 써도 효과가 없다는 것을 지금까지 이 책에서 여러 번 언급했습니다.

일반적으로 '인플루엔자'라고 하면 인플루엔자균을 떠올립니다. 인플루엔자균은 이 책에서도 여러 번 등장했는데, 많은 아이들의 콧속에 살고 있다가 급성중이염이나 부비강염 등을 일으키는 원인이 됩니다. 인플루엔자에 걸린 환자에게서 처음으로 이 균이 발견되어서 인플루엔자균이라는 이름이 붙었지만 인플루엔자의 원인은 인플루엔자 바이러스이며, 인플루엔자 균과는 완전히 다릅니다.

세균을 퇴치하는 약은 항생제, 바이러스를 퇴치하는 약은 항바이러스제라고 합니다. 그렇지만 바이러스는 세균보다 훨씬 종류도 다양하고 생존원리도 제각각이라서 아직 항바이러스제의 종류는 아직 많지 않습니다. 일본에서 공식 인가를 받은 항바이러스제는 수두와 헤르페스, 거대세포 바이러스 감염증, 인플루엔자 치료약 정도입니다.

과거에는 인플루엔자 증상을 보이면 그 증상을 누그러뜨리는 약을 먹으며 안정을 취하고 있을 수밖에 없었지만 요즘엔 인플루엔자 감염 여부를 간단하게 조사할 수 있고 항바이러스제도 쓸 수 있게 되었습니다.

거기에다 새로 나온 항바이러스제는 인플루엔자 바이러스의 타입별로 각각 써야 하고 곧 내성화되는 결점까지 보완해, 여러 가지 타입에 두루 사용할 수 있고 내성도 쉽게 생기지 않게끔 개발되었습니다. 새로 개발된 이 약은 2002년 4월부터 아이들에게도 처방되고 있습니다.

**인플루엔자**

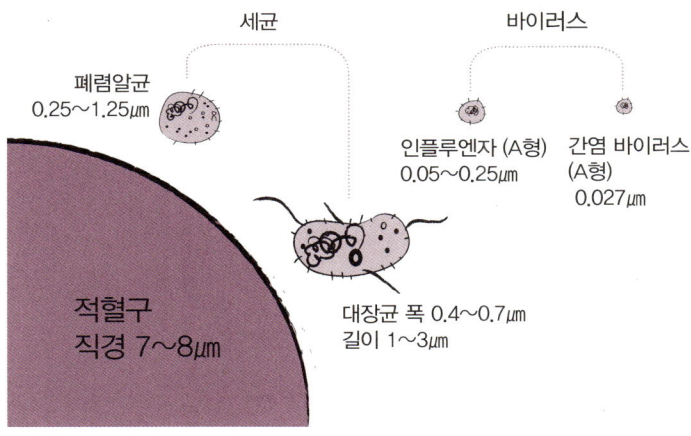

세균과 바이러스의 크기 비교

**인플루엔자**

아이들이 먹는 항바이러스제는 인플루엔자가 발병 후 48시간 이내에 복용하지 않으면 효과가 없습니다. 열이 갑자기 오르거나 인플루엔자로 의심이 들면 즉시 병원으로 가서 진찰을 받아봅니다. 검사 결과가 인플루엔자로 나오면 즉시 처방을 받고 약을 먹는 게 좋습니다.

앞으로 인플루엔자는 새로 개발되는 항바이러스제로 치료할 것입니다.

그렇지만 꼭 알아두어야 할 것은 항바이러스제도 항생제와 마찬가지로 내성이 생긴다는 사실입니다. 남용하면 정작 필요할 때 효과가 없게 될 수 있으니 신중하고 소중하게 써야 하는 약입니다.

## :: 우리나라 아이들의 항생제 사용실태 ::

우리나라 병원에서도 일곱 살 미만 아이들에게 투여하는 항생제의 양이 매우 심각한 수준이라는 조사 결과가 있습니다.

2007년 1월, 건강보험심사평가원이 식품의약품안전청에 최근 제출한 항생제 사용 실태 조사 및 평가 최종보고서 자료에 의하면 2003년 한 해 동안 7살 미만에게 처방된 항생제 양은 1천 명 가운데 45.64명이 날마다 하루 용량을 복용한 규모라고 합니다.

아래의 표를 보면 20~49살의 성인보다 약 2.5배나 많은 양을 복용하고 있음을 알 수 있습니다.

특히 성인 7살 미만 어린이 항생제 처방은 입원 때보다 외래 진료에서 많아서 전체의 97.2%를 차지했다고 하는데, 우리나라의 경우 2003년 현재 1000명당 하루 44.4명분이었으나 스웨덴은 남자아이는 7.5명분, 여자 아이는 8.4명분에 불과했다고 합니다. 우리나라 아이들이 스웨덴보다 5배 이상 항생제를 많이 먹는 셈입니다.

### 우리나라 연령대별 항생제 사용량
(단위 일일 권장량(DDD) / 1000명 / 1일)

|  |  |
|---|---|
| 0~6살 | 45.64 |
| 7~19살 | 17.28 |
| 20~49살 | 19.00 |
| 50~64살 | 26.47 |
| 65살 이상 | 30.31 |

# 의사 선생님 이럴 땐 어떻게 하죠?

### 항생제의 올바른 사용에 관한 Q & A

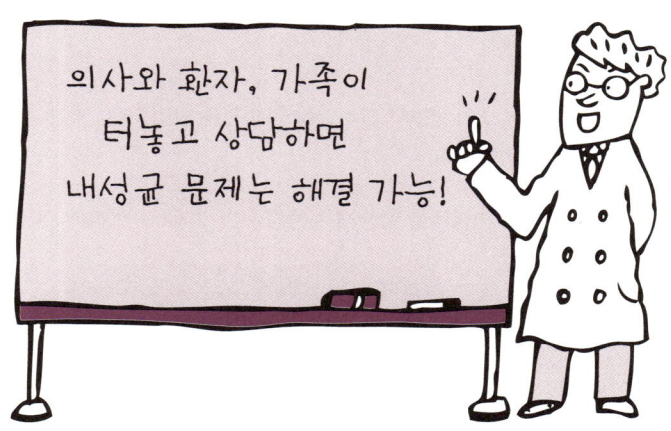

## 1 — 상처에도 항생제가 꼭 필요할까?

 조그만 상처도 깊게 찔린 상처도, 병원에서는 항생제를 처방하는데 항생제는 정말로 필요할까요?

결론부터 말하자면 대부분 불필요합니다. 상처 치료는 종전에는 건조하고 소독하고 가제로 감싸는 식이었지만 요즘은 많이 바뀌었습니다. 소독과 항생제가 필요한 경우는 근육과 뼈가 보일 정도로 상처 부위가 큰 경우, 상처가 흙범벅이 됐을 경우, 피부가 파열됐을 경우, 동물에 물렸을 경우, 중한 화상일 경우들 뿐입니다. 가벼운 상처는 다음과 같이 치료합니다.

① 상처 부위는 물로 잘 씻는다.
② 상처 부위를 건조시키지 않는다.
③ 소독은 상처가 낫는 것을 지연시키므로 하지 않는다.
④ 가제 등으로 상처 부위를 감싸지 않는다.

상처부위는 습해야 훨씬 잘 낫습니다. 상처를 건조시키거나 강력한 소독액을 쓰게 되면 세균을 퇴치하는 백혈구, 죽은 세포를 처리하는 마이크로파지, 새로 나오는 피부들까지 모두 없애버리게 됩니다. 상처의 고름도 제거하면 그만이므로 항생제는 필요없습니다. 상처가 건조되지 않도록 하는 반창고도 시판되고 있습니다.

## 2 — 아이들 다래끼에도 항생제를 먹어야 할까?

 아이의 다래끼로 안과에 갔더니 항생제가 든 안약(사르페닌)과 마시는 항생제(프로목스)가 처방되었는데, 다래끼에도 항생제가 필요한가요?

의학용어로는 다래끼를 맥립종이라고 합니다. 맥립종은 세균 감염에 따른 화농이라서 치료를 위해서 안과에서는 화농 방지 항생제 안약과 연고를 바릅니다. 그리고 고름이 고이거나 커지면 절개하여 고름을 빼면 빨리 낫습니다.

위에 처방된 약은 페니실린 계열과 세펨 계열로 서로 비슷한 효과를 가진 항생제입니다. 그런데 이 처방으로는 안과에서도 자주 발견되는 MRSA 환자에게는 전혀 효과가 없습니다.

눈병에 대해 호주의 〈항생제치료 가이드라인〉에서는 항생제 안약 투여는 무의미하고, 중증일 경우에도 효과가 있는 것은 내복약뿐이라고 하고 있습니다. 다래끼에는 자연치료로도 충분하므로 눈을 잘 씻는 것이 무엇보다 가장 중요합니다.

## 3 — 아이가 항생제를 먹어도 잘 낫지 않을 때는?

 요즘 보육원에 다니기 시작한 1살 아들이 고열이 오르내리기를 반복하고 있습니다.
먹는 항생제와도 관계가 있는지요?

요즘 아이들 사이에는 페니실린이 듣지 않는 폐렴알균인 PRSP가 만연해 있습니다. 이 PRSP는 특히 면역력이 약한 저연령층 아이들이 많은 어린이집에서 번지고 있습니다.

보통 폐렴알균은 면역이 있으면 문제가 없는 세균이지만 저연령의 아이들은 질문하신 것처럼 열이 있다거나 중이염을 앓고 있다면 심각한 증상을 일으키기도 합니다. 발열을 반복한다는 것은 처방받는 항생제가 듣지 않는다고 볼 수 있습니다.

세균검사를 한번 받아보는 게 좋겠네요.

 아직 한 살도 되지 않았는데, 삼출성중이염으로 진단받고 몇 개월 간 항생제를 계속 마시고 있어요. 신생아인데 괜찮을까요?

감기에 걸리면 중이에 삼출액이라는 액체가 고일 수 있습니다. 감기가 나아지게 되면 중이에 고였던 액체도 점점 흡수되어 없어지게 되지요. 그 기간은 약 3개월 정도입니다. 이것도 생리적인 자연스러운 현상입니다. 이를 가지고 삼출성중이염이라고 섣불리 진단할 필요는 없습니다.

질문 내용만으로는 아이의 상태를 얼마나 지켜보고 항생제를 투여했는지 모르겠습니다. 또 소리는 잘 들리는지 청력검사로 확인을 한 후에 진단했는지도 불분명합니다.

이런 과정들을 다 조사하고 항생제 치료를 했다 해도 원인이 되고 있는 세균 검사와 청력검사 등을 받으면서 신중하게 치료해야 합니다. 아무런 검사도 하지 않고 몇 개월 간 계속 항생제를 복용하는 것은 저연령층의 아이가 아니어도 매우 위험합니다.

혹시 이러한 불안감이 있으면서도 의사선생님과 상담하지도 않고 몇 개월이 지난 것은 아니신지요? 의사 선생님과 한번 상담하는 건 어떨까요?

 3살 된 딸아이가 사슬알균감염증으로 1주일 동안 항생제를 복용하고 있습니다. 잘 먹지 않으려고 하고, 채 낫지도 않았는데 다시 재발하곤 합니다. 계속 약을 먹어도 괜찮을까요?

사슬알균 감염증은 용혈성연쇄알균이라고 하는 세균에 감염되어 발병합니다. 고열이 나고 목이 아프고 경우에 따라서는 그 후에 가려움증을 동반하는 발진이 오기도 합니다. 이 균에 의한 감염증은 합병증으로 류마티스염, 신장염, 심장판막부전 등을 초래하기 때문에 꼭 항생제로 치료를 해 주어야 합니다.

많은 의사들이 페니실린으로 치료하고 있습니다. 10~14일 동안 페니실린 항생제를 먹어서 균을 없애는 일반적인 치료인데, 비교적 부작용이 적은 항생제이기 때문에 그리 걱정할 필요는 없습니다.

그러나 사슬알균 감염은 약을 다 먹고 나서도 재발하기 쉬우므로 경과를 신중하게 관찰할 필요가 있습니다.

 4살 된 딸아이가 중이염으로 고생하고 있습니다. 이전에는 약을 받고 2~3일 만에 나았는데 최근에는 잘 낫지 않습니다. 내성균의 검사를 받는 게 좋을까요?

사소한 증상에 즉시 항생제를 쓰는 것은 문제가 있습니다. 약 효과가 떨어지고 있다면 내성균이 발생했을 가능성이 큽니다.

5세 이하의 아이에게 많이 발견되는 원인균, 폐렴알균의 대부분과 인플루엔자균의 약 30% 정도는 내성균으로 보아야 합니다. 5세가 되면 대개 면역이 생기지만 아기 때 중이염에 걸리면 대부분의 의사가 초기에 항생제를 쓰기 때문에 폐렴알균 면역이 생기지 못해 몇번이나 다시 중이염에 걸릴 가능성이 있습니다.

병원에서 세균배양검사를 받아볼 것을 권합니다. 코나 목의 세균을 배양하는 검사입니다. 검사 결과는 3일 정도 걸립니다.

## 4 — MRSA 보균아를 간호할 때 주의할 점은?

 5살 된 딸에게 MRSA가 발견됐습니다. 편도선 제거 수술을 예약해 둔 상태인데, 이대로 편도선 수술을 해도 괜찮을까요?

편도선 수술은 간단하다고 생각하는 분들이 많은데, 전신 마취가 필요해, 아이에게는 부담이 가는 수술입니다. 특히 수술 중, 혹은 직후는 아이의 체력이 무척 떨어져 있는 상태로 감염이 될 수도 있는 위험 부담이 있으니 큰 수술이라고 봐야 합니다. 듣는 약이 거의 없는 MRSA는 일단 발병하고 나면 치료가 어렵습니다. 또 이전에는 편도선 제거 수술을 망설임없이 간단히 해왔지만, 최근에는 목을 통해 들어오는 세균을 걸러주는 편도선의 긍정적인 역할이 알려지면서 무조건 제거하지 않는 추세입니다.

아직 아이가 5살이니 서둘러 수술할 필요는 없습니다. 편도선이 너무 커져 기도를 압박하거나, 잘 때 호흡을 멈춘다든지 하는 상황이 아니라면 조금 더 지켜보는 것이 좋습니다. 혹시 수술이 꼭 필요한 상황이라면 수술 후 감염 발생시에 세균배양 검사를 통해서 적절한 항생제를 선택해야 합니다.

 6살 된 아들이 과거에 몇 번 큰 병원에서 수술을 했는데, 얼마 전 근처 소아과에서 MRSA가 있다는 것을 알았습니다. 이대로 놔둬도 괜찮을까요?

현재는 '감염'은 아니며 '보균'상태라고 말할 수 있겠습니다. 앞으로도 건강한 상태만 유지된다면 MRSA가 큰 문제를 일으키지는 않습니다. 그러나 만일 큰 상처를 입거나 다른 이유로 면역력이 떨어지면 문제가 됩니다. MRSA가 기다렸다는 듯이 맹활약하게 될 것입니다.

건강한 상태에서 MRSA 보균상태를 벗어나기 위해 또 다른 항균제를 사용하는 것은 권장하지 않고 있습니다. 인체의 정상적인 세균들이 회복되어 MRSA를 쫓아내도록 도와주는 것이 좋습니다. 평소 항균용품을 사용하지 않으며 항생제 약품을 무턱대고 먹이지 말고, 의사의 처방으로 먹어야 할 때는 도중에 중단 없이 처방 기간 동안 꾸준히 처방을 받은 양만큼 정확하게 복용하는 것이 매우 중요합니다. 이런 사항을 잘 지킨다면 시간은 걸리겠지만 MRSA를 몰아내는 것은 가능합니다.

의사에게 MRSA를 없애고 싶다고 말하고 잘 상담하세요. 그에 따른 적절한 처방을 받으실 수 있을 겁니다.

 노인간호 직업을 가진 사람입니다. MRSA 보균자를 간호하는 일이 가끔 있는데, 주의해야 할 점이 있습니까? 또 건강한 사람에게는 감염되지 않는지요?

MRSA는 건강한 사람들도 가지고 있을 수 있는 균이지만 쉽게 감염병을 일으키지는 않습니다. 보통 MRSA가 병의 원인이 될 때는 외과수술 후, 항생제를 장기간 복용하고 있을 때, 요도 카테터*나 중심정맥 카테터, 영양 카테터를 삽입한 경우 등 몸 상태가 별로 좋지 않을 때입니다. 계속 누워만 있는 노인들도 충분한 식사를 하지 못할 때는 감염증을 일으킬 수 있습니다.

환자를 간호하기 전후 올바른 손 씻기가 가장 중요합니다. 앞치마, 가운 등을 그때그때 갈아입으세요. 이런 감염 방지 대책은 일반적인 간호에 있어서도 절대적으로 필요합니다. MRSA에 대한 잘못된 편견을 없애기 위해서나, 고령자의 내성균 감염을 피하기 위해서라도 간호에 임하는 분들의 노력이 필요합니다.

*카테터(catheter)
내용액의 배출을 위해 사용되는 고무, 플라스틱 또는 금속제의 가는 관. 약제나 세정액의 주입에도 응용된다

 같이 살고 있는 가족 중에 MRSA가 발견되었습니다. 아직 어린 아이도 있어 걱정인데 이대로 같이 있어도 감염되지는 않는지요? 또 어떤 대책을 세워야 하는 건 아닌지요?

감염이라고 하는 것은 세균이 원인으로 어떤 증상을 나타내는 것입니다. MRSA는 메티실린을 시작해 많은 항생제가 들지 않는 황색포도알균입니다.

보통 콧속이나 피부에 붙어 있는 균으로 건강할 때는 그다지 악영향을 미치는 균은 아닙니다. 영양상태가 나빠지거나 항암제, 스테로이드제 등으로 면역력이 저하되었을 경우 카테터 등이 몸속에 들어와 있을 경우에 증상을 일으킵니다. 즉 큰 병이나 부상을 당하여 입원을 했을 경우 보균했던 MRSA에 의한 감염이 우려됩니다. 가족 중에 MRSA 보균자가 있으면 다른 가족들이 MRSA를 보균할 위험이 크게 증가합니다. 보균자의 콧물, 기침 등 분비물이나 상처를 만질 때는 장갑을 끼거나 만졌던 손을 깨끗이 씻는 게 좋습니다.

그렇다고 해서 보균자를 기피할 필요는 없습니다. MRSA 보균상태에서 벗어나는 길은 가족 모두 항생제를 올바르게 사용하는 것입니다.

5 — 감기예방을 위해 아이에게 평소 해줄 수 있는 것은?

**Q11** 감기로 소아과에 가면 편도선에 고름이 고였다는 소릴 자주 듣습니다. 그런데 아무런 처치도 하지 않는데요. 이럴 때 항생제는 필요 없는 것인가요?

열이 나고 목이 아프다고 하는 아이를 진찰하면 편도선이 부어서 하얀 고름이 차 있는 경우가 있습니다. 때로는 감기에 걸릴 때마다 이 고름이 보이는 아이들도 있습니다.

이는 화농성 편도염으로 부르는 것으로 절반은 세균(대부분 사슬알균)이 원인이고, 나머지 절반은 바이러스(대부분 아데노바이러스, 헤르페스바이러스)가 원인입니다. 바이러스성일 때 항생제는 필요 없습니다. 안정을 취하면 열도 내리고 자연히 고름도 없어지니 너무 걱정마세요.

 감기 예방을 위해서는 물로 가글링을 하라는 뉴스를 봤습니다. 감기 예방은 어떻게 할까요?

교토대 보건관리센터의 감기예방에 대한 조사결과를 보면 물로 가글링을 하면 감기 발병률이 40% 줄어들었지만 요오드액으로 했을 때는 거의 예방 효과가 없었다고 합니다. 상처 소독에 좋다는 요오드액을 쓰면 목 속 점막세포를 파열시켜 세균과 바이러스에 대한 저항력이 저하되고, 침입한 세균이나 바이러스뿐만 아니라 점막에 부착된 상재균도 제거하기 때문입니다.

물로 가글링을 하면 입을 통해 침입한 병원성 세균, 바이러스는 퇴치하지만 정상균은 없애지 않습니다. 그러나 이것도 심하게 하면 목의 점막세포에 상처를 줄 수 있으니 정수한 물에 소금을 넣어 점막이 손상되지 않도록 부드럽게 합니다.

또, 정수한 물을 안개 상태와 같이 입자를 곱게 해 가글링할 때 효과는 더 강해집니다. 흡입기로 생리식염수를 흡입하면 감기, 인플루엔자의 바이러스를 줄일 수 있다는 전문가들도 있습니다. 흡입기가 있다면 보통은 정수된 물로 가글링을 하고, 목이 아프거나 감기 증상이 있을 때는 식염수를 흡입하는 것이 빨리 낫게 하는 게 방법입니다.

 **Q13** 2살 된 아이 엄마입니다. 가벼운 감기나 고열이 나는 심한 감기나 같은 항생제가 처방되는데 괜찮은 건가요?

계속 강조하다시피 가벼운 증상의 감기 대부분이 바이러스성입니다. 항생제는 바이러스에 듣지 않으므로 필요가 없습니다. 고열이나 기침이 나고 숨이 거칠다거나 배가 아프다고 할 때는 정확한 검사를 받아서 세균이 원인인지, 어떤 종류의 세균이 문제인지 조사해서 항생제를 처방받도록 하세요.

병원에 갈 때마다 반드시 같은 증상의 병에 걸릴 일은 거의 없으므로 매번 같은 항생제가 처방될 확률도 거의 없습니다. 의문점이 있으면 그 자리에서 의사에게 물어 보세요. 이상론이긴 하지만 명의는 현명한 환자가 만들어 낸다고 합니다. 환자의 목소리에 귀를 기울이는 의사라는 생각이 들면 의문점을 계속 질문하는 게 좋지요. 그렇지 않은 의사인 것 같다면 근처에 평판이 좋은 의사를 찾아서 상담을 터놓고 할 수 있는 의사를 만나는 게 좋습니다.

**Q14** 아이가 감기로 항생제를 처방받았는데 약이 써서 먹기 힘들어 합니다.

이제까지는 통상 가벼운 감기증상에는 대부분 광범위하게 사용하는 세펨 계열 항생제를 처방해 왔습니다. 시중에서 파는 세펨 계열의 항생제 물약은 달고 예쁜 색이라서 아이들이 마시기 편하지만 곧 내성이 생기고, 이 내성균을 퇴치할 약을 찾다 보면, 다시 쓰고 마시기도 힘든 약이 늘어나는 것 같습니다.

아이가 싫어해서 먹이기 어렵다면 시중에서 판매하고 있는 젤리처럼 만들어 약을 감싸는 오브라이트*의 도움을 받는 것도 방법입니다.

*오브라이트  약을 싸서 먹기 쉽게 전분으로 만든 종이

6 — 부모들이 알아야 할 항생제의 부작용

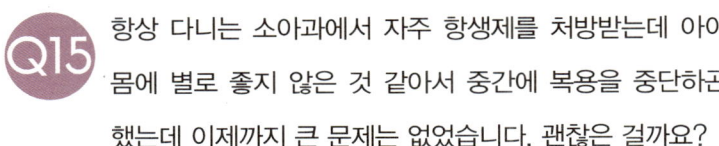

Q15 항상 다니는 소아과에서 자주 항생제를 처방받는데 아이 몸에 별로 좋지 않은 것 같아서 중간에 복용을 중단하곤 했는데 이제까지 큰 문제는 없었습니다. 괜찮은 걸까요?

복용을 중단해도 큰 문제가 없었다는 걸로 봐서는 특별히 증상이 악화되진 않은 듯하네요. 어쩌면 항생제를 먹지 않아도 낫는 병이었는지도 모르겠습니다.

그러나 정말로 항생제가 필요했다면 나아지는 것 같다고 해서 중단한 바로 그 시점부터 또 재발하고 맙니다. 항생제를 한 번 먹었다고 해서 원인 세균을 한꺼번에 멸균할 수 없습니다. 과정을 반복해서 세균을 없애가는 것이 항생제 치료입니다. 몇 번 먹다가 그만 두는 것은 항생제로 없애기 힘든 세균을 방치하는 것과 마찬가지일 뿐 아니라 오히려 나쁜 균이 늘어나게 합니다. 이것은 일부러 내성균을 배양하는 노릇입니다.

항생제가 꼭 필요해서 받은 처방이라면 이 세균을 전멸시킬 수 있도록 효과적으로 복용해야 합니다. 의사가 처방한대로 전부 마지막까지 먹어야 합니다.

 자주 가고 있는 소아과에서는 항생제를 여간해서 처방하지 않습니다. 증상이 좀처럼 낫지 않을 때는 걱정이 됩니다.

병원에 가면 거의 자동적으로 항생제를 처방하는 의사들이 적지 않은데, 그 병원은 무척 신경을 써서 처방하는 의사가 계신 것 같군요. 이런 의사라면 왜 항생제를 좀처럼 처방하지 않는지, 병이 금방 낫지 않는 이유에 대해 상담을 하면 친절하게 대답할 것입니다.

좀 시간이 걸리더라도 나아지고 있다면 항생제가 필요없으므로 걱정하지 않아도 됩니다. 증상이 잘 나아지지 않는 것은 아이는 물론 옆에서 보는 가족에게도 안타까운 일입니다.

대부분 의사가 특별한 증상을 알려주면서 그 증세가 나타나면 즉시 병원에 오라고 할 겁니다. 혹시 그런 지시를 받은 바도 없어 불안하시다면 한번 의사에게 물어보세요.

 항생제에 내성균이라는 문제가 있는 것은 잘 알고 있습니다만, 다른 부작용은 없는지요?

많이 알려져 있는 것은 '페니실린 쇼크'입니다. 본래 페니실린은 세균의 세포벽에 상처를 내는 방법을 쓰기 때문에 몸에 해를 끼치는 일은 거의 없지만 극히 드물게 페니실린이 들어오면 악영향 이물질로 판단해서 밖으로 배출하려는 몸의 현상이 나타날 수 있습니다. 마치 꽃가루를 어떻게든 몸 밖으로 방출해내려고 여러 증상을 일으키는 꽃가루 알레르기와 유사한 형태인데, 사망까지 이르는 경우는 수백만 분의 일 정도로 드물지만 페니실린 계열의 항생제를 투여할 때는 아주 약하게 희석해 미리 주사를 놓아 알레르기 반응 유무를 보고 치료합니다.

그 외에 광범위 항생제를 쓰면 체내의 통상 세균마저도 없애버리므로 균교대현상이 일어나 지금까지 억제되었던 세균이 왕성한 활동을 벌여 병을 일으키는 경우가 있는데 그 대표적인 경우가 균형을 유지하던 세균들이 없어지고 칸디다라는 곰팡이가 번식하는 칸디다증이라는 질염입니다.

또 약에 따라 간기능 장해, 발진, 설사, 복통 등의 소화기 증상과 발열, 근육통, 백혈구 감소 등 혈액 장해 등 부작용을 일으키는 경우도 있습니다.

한편 유아기에 항생제를 과다 투여하면 영구치아의 성장에 문제가 발생할 가능성이 있습니다. 특히 세균감염에 걸리기 쉬운 유아기에는 항생제를 다량 복용하게 될 가능성이 많으므로 영구치에 미치는 영향을 판단해 항생제를 선택해야 합니다.

먼저 테트라시클린 계열 항생제를 영구치가 나오기 전에 반복해서 복용하면 후에 영구치에 영향을 미쳐서 착색되는 부작용은 이미 잘 알려져 있습니다. 테트라시클린 계열 중에서도 자주 사용되고 있는 미노사이클린이라는 약품에는 복용시 주의사항으로 '8세 미만의 소아에 투여할 경우는 치아에 착색, 에나멜 형성 부진을 일으킬 수가 있다'고 써 있습니다.

치아가 자랄 때 1ppm이상의 불소를 포함하는 물을 섭취한 소아는 불소침착증이 발견됩니다. 이 증상의 발생은 불소 농도와 불소를 포함한 물의 섭취량과 함께 증가한다고 전해지고 있습니다. 에나멜질의 변화는 불규칙하고 광택이 없는 백색반에서 치관 표면이 거칠고 치관 전체가 현저하게 갈색으로 변화하는 등 여러가지 증상으로 나타납니다.

그런데 아목시실린을 유아기에 복용해도 불소침착증이 증가한다고 알려졌습니다. 페니실린 계열 항생제인 아목시실린은 유아기에 많이 발생하는 중이염에 자주 처방되는 항생제입니다. 이렇게 광범위한 용도로 자주 쓰이고 있다면 부작용이 별로 없다고 하여도 그 영향은 크다고 할 수 있습니다.

한 조사 결과에 따르면 조사 대상 아이들의 24%에서 불소 침착증이 발견되었는데, 생후 6개월까지 아이들의 44%, 12개월까지의 75%, 32개월까지의 91%가 아목시실린을 복용하고 있던 아이들이었습니다. 또 관찰기간 중 아이들이 걸린 질병의 60~82%가 중이염이었고, 이 중이염에 걸린 아이들의 80%는 아목시실린을 투여하고 있었다고 합니다.

불필요한 항생제가 내성균 증가, 천식 증가, 유방암 증가 등의 위험률을 늘릴 뿐만 아니라 영구치에도 이상을 미칠 수 있으니 아이들의 항생제 복용은 좀 더 신중하게 대해야 하는 문제입니다.

### :: 우리나라의 항생제 오남용 대책 ::

의약분업이 이루어진 2000년 이후 우리나라는 의원급의 항생제 처방률이 감소하는 등 일본보다 항생제 남용을 방지할 수 있는 체계를 갖추었지만 우리나라 전체의 항생제 치료 가이드라인은 아직 만들어지지 않아서 각 병원들은 미국 항생제 치료 가이드라인에 맞추어 자체 프로그램을 운용하고 있는 실정입니다. 한편 수술 전 1회만 예방적 항생제를 사용하자는 의견에 관해서는 병원내 감염을 예방하자는 차원에서 꼭 필요하다는 인식이 확산되고 있으며, 정부 차원의 모니터링과 평가도 준비되고 있습니다. 특히 2006년 2월부터는 병원의 항생제 처방률이 공개되어 누구나 건강보험심사평가원 홈페이지 www.hira.or.kr에서 각 병원들의 항생제 사용 현황을 열람할 수 있습니다.

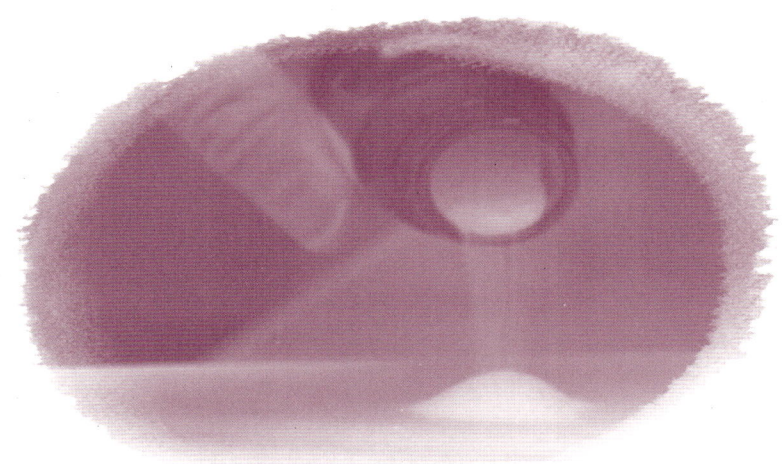

### 셋째 마당

# 감염병과 전염병 아는 게 약이다

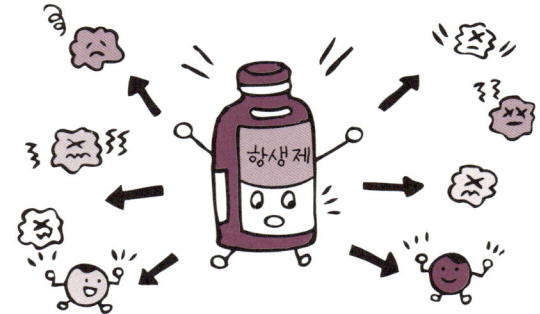

# 항생제의 마법에 걸린 사회

## 🐑 인류를 구한 항생제

항생제는 누구나 한 번쯤 먹어 본 경험이 있을 정도로 가장 흔하게 쓰이는 약이지만 인류를 감염의 공포로부터 해방시켜 준 역사상 가장 소중한 약이기도 합니다. 이 장에서는 내성균과 경쟁하는 항생제에 초점을 맞추고 있습니다.

항생제는 한 마디로 '감염을 일으키는 원인이 되는 세균을 퇴치하거나 번식을 억제하는 약'입니다.

인류는 긴 세월에 걸쳐 페스트와 결핵, 콜레라, 매독 등 세균 감염 공포에 떨었습니다. 이 중 페스트는 유럽에서만 3500만 명을 사망하게 할 정도로 강력했습니다. 사실 인류는 항생제가 발견되기까지 세균에게 완벽하게 무기력했다 할 수 있습니다.

1차 세계대전조차도 세균 앞에서는 속수무책이었습니다. 기관총과 전차 등 대량살상용 무기가 처음으로 도입된 이 전쟁에서 많은 사람들이 죽었지만, 살상무기에 다친 상처의 세균 감염으로 훨씬 더 많은 사람들이 죽었습니다.

황색포도알균이 상처에 들어가기만 해도 사망할 수밖에 없었던 시대였지요. 이 전쟁터에 영국의 세균학자 플레밍도 있었습니다.

야전병원에서 많은 부상자를 눈앞에 두고도 어떠한 치료도 할 수 없었던 플레밍은 전쟁이 끝나갈 즈음 그는 런던으로 돌아와 새로운 약을 개발하는 데 몰두했습니다.

그러나 플레밍은 세균이라는 아주 미세한 생물을 다루는 연구자였지만 그다지 꼼꼼한 성격은 아니었던 것 같습니다. 연구실에 쌓아둔 여러 가지 세균 배양 용기 가운데 포도알균을 넣어둔 용기의 뚜껑을 제대로 닫지 않았고, 마침 그 사이로 곰팡이가 들어가고 말았습니다.

플레밍은 뚜껑을 닫지 않았던 용기에는 곰팡이 주위의 포도알균이 말끔히 없어진 것을 알아차렸습니다. 세균을 죽이는 곰팡이를 발견하게 된 것이지요.

바로 이것이 계기가 되어서 포도알균을 퇴치하는 페니실린이 만들어지는 역사적 사건은 1929년에 있었던 일입니다.

어쩌면 플레밍의 뚜껑을 닫지 않았던 실수가 없었다면, 인류는 지금도 황색포도알균으로 생명을 잃는 시대를 계속 살고 있을지도 모릅니다.

제2차 세계대전에서 이른바 '마법의 탄환'으로 대활약을 하게 된 페니실린은 전쟁이 끝나고 전 세계에서 각광을 받게 됩니다.

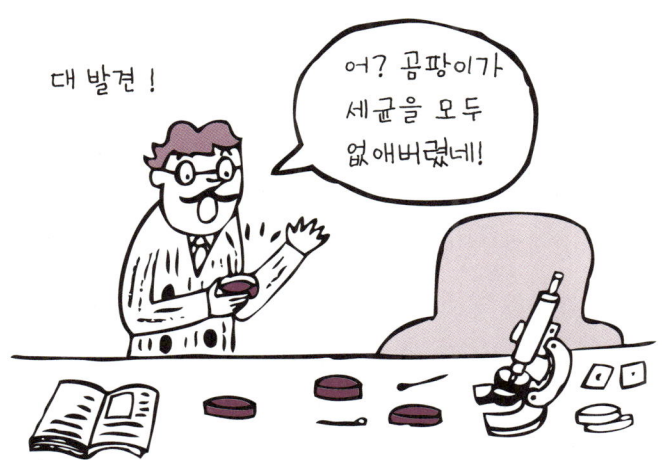

### 인류의 위협이 된 항생제

페니실린이 실용화되자 감염증 치료 효과는 대단했지만 완벽한 것은 아니었습니다. 페니실린은 특정한 세균만 없앨 수 있었기 때문입니다.

또 알레르기 반응이라는 부작용도 페니실린이 가진 단점이었습니다. 대다수 사람들은 페니실린으로 치료해도 아무런 부작용이 없었지만 일부에게 쇼크 증상이 있었습니다. 그 확률은 몇 백만 분의 일에 불과했지만 세균을 연구하던 학자가 페니실린 쇼크로 사망하는 사건이 일어난 뒤로 페니실린은 조심해서 써야하는 약이라는 인식이 확산되어 요즘에는 페니실린 치료를 받기 전 알레르기 반응 테스트는 필수적으로 하고 있습니다.

이러한 결점을 보완한 연구가 진전되면서 1961년에는 지금까지 페니실린이 듣지 않았던 대장균, 이질균 등에도 효과가 있는 항생제가 개발됩니다. 이전까지의 페니실린이 특정 종류의 세균들만을 향해 피스톨을 쏘던 것이었다면, 새로운 페니실린 항생제는 다양한 세균들에게 기관총으로 공격하는 격이었습니다. 동시에 페니실린 쇼크와 같은 부작용도 없앨 수 있었습니다.

몸에 해로운 특정 세균을 없애는 효과가 탁월하다고 해도

# 병을 일으키는 병원체들

① **진균** 곰팡이의 일종이며 무좀, 백선 등 인체에 병을 일으키는 종류도 많습니다. 세균보다 크고 세포의 구조도 전혀 다릅니다. 증식도 세균처럼 세포가 2개로 분열하는 것이 아니라 포자를 만들거나 발아를 해 증식합니다.

② **원균** 원충이라고도 합니다. 병의 원인이 되는 것은 말라리아나 이질아메바 등입니다. 진균이 식물의 종류인 것에 비해 원충은 동물성입니다.

③ **바이러스** 다른 기생물과 비교해 매우 작아 전자현미경으로밖에 볼 수 없는 크기입니다. 바이러스는 혼자서 살 힘이 없어 다른 생물의 세포에 들어가 그 세포가 내는 에너지와 증식력을 이용해 기생합니다. 감기를 일으키는 바이러스는 라이노바이러스, 아데노바이러스, 인플루엔자 바이러스, 파라인플루엔자바이러스 등이 있습니다.

④ **세균** 이 책에서 주로 다루는 세균은 세포에 기생하는 바이러스와 달리 스스로 살아가기 위해서 에너지를 만들고 사람처럼 유전 정보를 가지고 세포분열을 반복해 증식합니다. 또 세포 내부를 지키기 위해 튼튼한 세포벽을 갖고 있습니다.

⑤ **기타** 이 외에 세균의 일종으로 취급하고는 있지만 보통 세균이 갖고 있는 세포벽이 없는 마이코플라즈마가 있습니다. 마이코플라즈마는 폐렴을 일으키는 것으로 유명합니다. 유행성 발진티푸스나 쯔쯔가무시병을 일으키는 리케치아는 동물세포에서 번식하지만 스스로 번식할 수 있다는 점에서 바이러스와 다릅니다.

항생제는 세포와 일부의 진균, 원충에는 듣지만 세포벽도 없고 스스로 단백질도 만들수 없는 바이러스에는 전혀 듣지 않습니다. 바이러스 감염에는 항바이러스제가 있지만 부작용이 많고 치료가능한 병은 조금밖에 없습니다.

부작용이 있다면 의사들이 약효가 더디어도 부작용이 덜하고 한꺼번에 여러 세균을 퇴치할 수 있는 만능 약을 환영하게 되는 것은 당연한 일입니다. 그러면서 페니실린만이 아니라 넓은 범위에 듣는 항생제가 훨씬 더 많이 쏟아지게 됩니다.

여러가지 세균에 만능인 항생제가 주역이 된 시대는 이렇게 시작됐습니다. 넓게 망을 쳐서 그 안에 든 세균들을 일망타진한다면 병의 원인인 세균이 무엇인지 몰라도 우선은 퇴치가 가능합니다. 또 치료 효과도 대부분 좋았습니다.

광범위용 항생제는 원인균이 무엇인지 정확하게 의사가 진단하지 않아도 쓰는 즉시 세균 퇴치가 가능했고 부작용도 적었

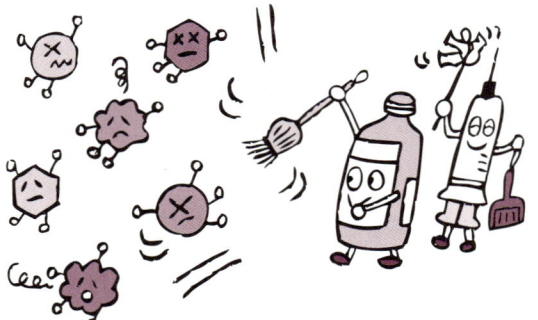

좋은 균, 나쁜 균
가리지 말고!
모두 다 싹 쓸어버리자
- 광범위 항생제 백

습니다. 결국 세계 각국이 이런 광범위용 항생제를 의료현장에서 사용하게 되었습니다. 사실 원인 세균을 특정하지 않고도 마냥 광범위용 항생제를 쓰고 있는 것은 오늘날의 현실이기도 합니다.

그러나 약이 듣는 범위가 넓어진 만큼 인간의 건강을 지켜주던 세균들도 무차별적으로 없어지게 됩니다. 우리 몸에 이로운 균들도 함께 없어진다는 것은 항생제의 내성균들에겐 경쟁이 필요 없는 환경에서 마음 놓고 자손을 번식할 수 있는, 그야말로 내성균의 세상을 의미합니다.

인간이 어떤 세균에든 쓸 수 있는 항생제를 얻고 안심하던 사이, 세균은 눈에 보이지 않는 곳에서 점점 내성을 키우고 있었습니다. 특정 약이 광범위하게 사용되는 시기가 되면 세균은 여기에 내성을 획득한 내성균으로 대응합니다.

MRSA가 세계적으로 맹렬하게 퍼지는 이유는 바로 이 광범위용 항생제가 남용되기 때문이라고 세계의 세균학자들은 입을 모으고 있습니다.

### 항생제가 필요한 때

항생제는 세균감염증에 약효를 냅니다. 우선 '감염'의 정확한 의미를 알아야 합니다.

감염은 체내에 세균이 들어와 있는 상태를 말하는 것이 아니라 체내에서 병을 일으켰을 때를 말합니다. 세균이 몸 안으로 들어와 증식한다 해도 증상이 없을 때가 대부분입니다. 앞 장에서 건강한 유아들 중 5.5%에서 MRSA가 발견되었다고 했는데, 이 아이들은 체내에 MRSA는 있었지만 증상은 없었습니다. 이러한 상태는 '보균'이라고 합니다.

세균이 체내에 들어오면 점막의 미세한 털은 세균을 몸 밖으로 배출하거나 가둬두려고 하고 백혈구는 세균과 싸우면서 몸의 면역 기능으로 세균을 없애려고 합니다. 이런 여러 가지 형태의 저항으로도 막을 수 없을 때 세균 감염이 일어나며, 이때가 항생제가 필요한 상황입니다. 즉 아이가 MRSA를 보균하고 있다고 해서 항생제를 쓰는 것은 아닙니다.

급성 세균감염으로는 사슬알균감염증, 중이염, 폐렴, 부비강염, 농가진 등이 있고, 만성 감염으로는 결핵 등이 있습니다. 이 외에도 최근에 급증하고 있는 세균에 의한 성병도 있습니다. 항생제가 필요한 경우는 이와 같은 감염증이 발병했을 때입니다. 감염을 예방하기 위해 항생제를 사용하는 경우는 수술과 처치를 할 때입니다.

항생제 치료는 먼저 세균에 의한 증상이 맞는지, 원인 세균은 무엇인지를 확실히 알아본 후에 결정해야 합니다. 병을 일으킨 원인 세균을 없애는 항생제를 사용하는 것은 매우 중요한 일입니다.

### 항생제의 치료 원리

항생제는 세균의 구조와 움직임을 이용한 공격을 통해 치료 효과를 냅니다.

세균은 단 하나의 세포로 구성되며 가장 바깥에 세포벽을 가지고 있습니다. 또 DNA와 RNA라는 유전정보를 세포핵이나 세포핵과 비슷한 기능을 하는 핵양체에 보관합니다. 세균의 세포벽은 바로 이 핵양체를 튼튼하게 지켜주는 역할을 합니다.

핵양체의 틈새에는 과립 모양의 리보좀이 다수 존재하고 있으며 이것은 세균이 사는 데 필요한 단백질을 합성하거나 독소를 만들고 있습니다.

세균의 종류에 따라 조금 차이가 있지만 일반적인 세균의 설명은 이렇게 할 수 있습니다. 그러면 항생제의 종류에 따라 세균을 없애는 원리는 어떻게 다른지 알아보겠습니다. 항생제의 원리는,

① 세포벽을 허물어서 세균을 죽이는 방식
② 세포 내부 단백질 합성을 저해, 증식을 막는 방식
③ 유전정보 복제를 방해하여 세균을 죽이는 방식

이 3가지로 나눌 수 있습니다.

여기서 세포벽을 허무는 원리의 항생제가 가장 살균력이 강합니다. 급히 세균을 없애야 할 때는 주로 이 방법이 사용됩니다. 세포벽도 없고 단백질을 합성하지 않으며 다른 생물의

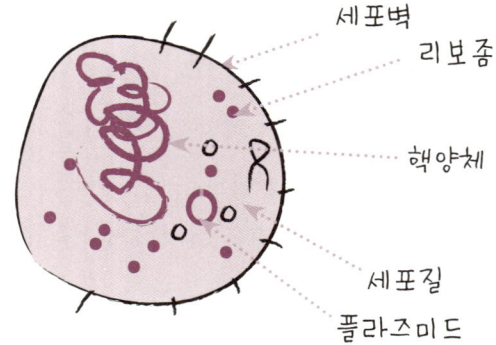

세균의 구조
- 세포벽
- 리보좀
- 핵양체
- 세포질
- 플라즈미드

세포에 기생하면서 증식할 수밖에 없는 바이러스에 항생제 효과가 없는 이유는 바로 이러한 항생제의 치료 원리에 있습니다.

### ① 세포벽을 허물어 세균을 죽이는 방식

페니실린과 세펨 계열의 항생제가 여기에 해당됩니다. 세포벽 안쪽의 압력은 외부 압력의 5~20배 정도로 알려져 있습니다. 따라서 세포벽이 조금이라도 허물어지면 이 압력 차로 인해 한꺼번에 세포는 파열됩니다. 이런 방식의 항생제는 살균력이 매우 강합니다.

### ② 세포 내부의 단백질 합성을 저해하고 증식을 막는 방식

세포가 새롭게 합성하는 단백질을 원래 갖고 있던 유전정보와 다르게 만드는 방식으로 마크로라이드 계열과 아미노글리코사이드 계열의 항생제 등이 여기에 해당합니다.

세균은 살아가는 데 필요한 성질과는 전혀 다른 단백질이 만들어지면 더 이상 살아갈 수 없게 됩니다.

이러한 방식의 항생제들은 살균력이 그리 강하지는 않지만 균의 증식을 정지시키는 효과(정균성)가 있습니다.

**③ 유전정보의 복제를 방해하여 세균을 죽이는 방식**

세균의 유전정보는 세포 안에 충만해 있으며, 중요한 유전정보는 세포 내 여기저기 흩어져 있지 않고 잘 포개진 채로 정렬돼 있습니다. 세균은 이 유전정보를 펼쳐서 복제하는데, 이를 위해서는 특정한 효소가 반드시 필요합니다.

이 방식은 이런 효소의 움직임을 멈추게 해 세균의 유전정보 복제를 불가능하게 만듦으로서 세균의 증식을 억제합니다. 퀴놀론 계열의 항생제가 여기에 해당합니다.

### 항생제의 종류

항생제에는 플레밍이 발견한 페니실린처럼 원래 자연계에 있던 항생물질로 만든 것과 화학적으로 합성된 것이 있습니다. 처음에는 전자를 항생제, 후자를 항균제라고 구별하기도 했지만 1960년 이후부터 푸른곰팡이 안의 자연 항생물질로 만들어진 페니실린도 화학 기술의 진보로 인해 인간이 인공적으로 만들게 되자 항생제와 항균제의 구별이 애매해져 지금은 모두 항생제라고 부르고 있습니다.

항생제는 몇 종류로 나뉘어져서 각각 'ㅇㅇ 계열'로 부릅니다. 같은 계열의 항생제 이름에는 어미나 어두에 공통어가 많아서 비교적 알기 쉬운 편입니다.

### ① 강한 살균력을 갖는 〈페니실린 계열〉

플레밍이 발견한 페니실린 종류들을 말합니다. 페니실린G, 암피실린, 아목시실린, 피페라실린 등의 약이 여기에 해당합니다. MRSA(메티실린 내성 황색포도알균)라는 말 속에 들어 있는 메티실린도 페니실린 계열의 항생제이지만 부작용 때문에 일본에서는 별로 사용하지 않습니다.

페니실린 계열은 세균의 세포벽에 상처를 내는 약으로 강한 살균력을 가집니다. 부작용은 비교적 적지만 간혹 페니실린 쇼크라는 알레르기 증상을 일으키는 경우가 있기 때문에 사용하기 전에 피부반응을 보고 알레르기 증상이 있는지 확인하고 쓰고 있습니다. 페니실린 계열의 약이 듣는 세균에는 포도알균, 사슬알균, 폐렴알균 등입니다. 인두염, 편도염, 중이염, 사슬알균감염 등에 약효가 있습니다.

### ② 여러가지 세균에 듣는 〈세펨 계열〉

페니실린 계열과 마찬가지로 세포벽에 상처를 내 세포를 죽이는 방식입니다. 세파크로르, 세파렉신, 세프지닐, 세파졸린, 세포티암 등이 여기에 포함됩니다.

이 종류들은 광범위한 여러 세균에 듣고 부작용도 적어서 많이 사용되고 있습니다. 종류도 많아서 개발된 시기와 종류에 따라 제1세대, 제2세대, 제3세대, 제4세대까지 나눠져 있는데 너무 많이 사용되고 있어서 새로운 약이 출시된 지 얼마 되지도 않아서 내성균이 생기는데, 특히 제3세대 세펨 계열인 세포탁심 등의 약들이 더욱 그래서 현재 제3세대 세펨 계열 항생제 사용은 제한되고 있습니다. 여러 세균감염의 치료에 효과가 있지만 특히 인두염, 편도염, 기관지염, 폐렴 등에 사용됩니다.

### ③ 세균의 증식을 억제하는 〈마크로라이드 계열〉

세균의 증식을 억제하는 항생제로 클라리스로마이신, 아지스로마이신, 에리스로마이신, 조사마이신 등이 해당합니다. 대부분 내복약으로 호흡기의 감염에 사용됩니다. 이 약의 특징 중 하나는 세포벽이 없거나 세포 내에서 기생하는 마이코플라즈마와 클라미디아에도 듣는다는 것입니다. 편도염, 인두염, 기관지염, 백일해, 마이코플라즈마폐렴 등에 처방됩니다.

### ④ 단백질 합성을 억제하는 〈테트라시클린 계열〉

테트라시클린 계열은 내성균 급증의 위험과 6세 미만의

아이가 복용할 때 치아가 누렇게 변하는 부작용으로 현재는 잘 사용하지 않고 있습니다만, 성병의 일종인 클라미디아 등에는 여전히 사용되고 있습니다.

#### ⑤ 효소 생성을 방해하는 〈퀴놀론 계열〉

순수 화학물질로 구성되어 세균이 분열할 때 필요한 DNA의 복제를 돕는 효소를 방해하는 식으로 세균을 퇴치합니다. 오플로사신, 노르플로사신, 레보플로사신등이 있습니다.

### 내성균 출현의 원리

어떤 종류의 항생제든지 계속 사용하면 내성을 획득하는 세균이 태어납니다. 스스로 세포벽을 두껍게 해서 항생제의 공격을 방어하거나 특수한 효소를 생산, 약효를 없애는 균들이 돌연변이로 탄생하는 것입다.

어떤 종류의 세균은 체내에 항생제가 들어오면 마치 펌프와 같이 이를 다시 뿜어내는 능력을 가진 것까지 있다고 합니다. 이런 세균들은 돌연변이에 의해 생긴 것들이라서 처음에는 소수에 불과하지만 다른 균들이 항생제의 약효로 점차 자취를 감

## 내성균의 생성 방식 (1) 선택된 돌연변이

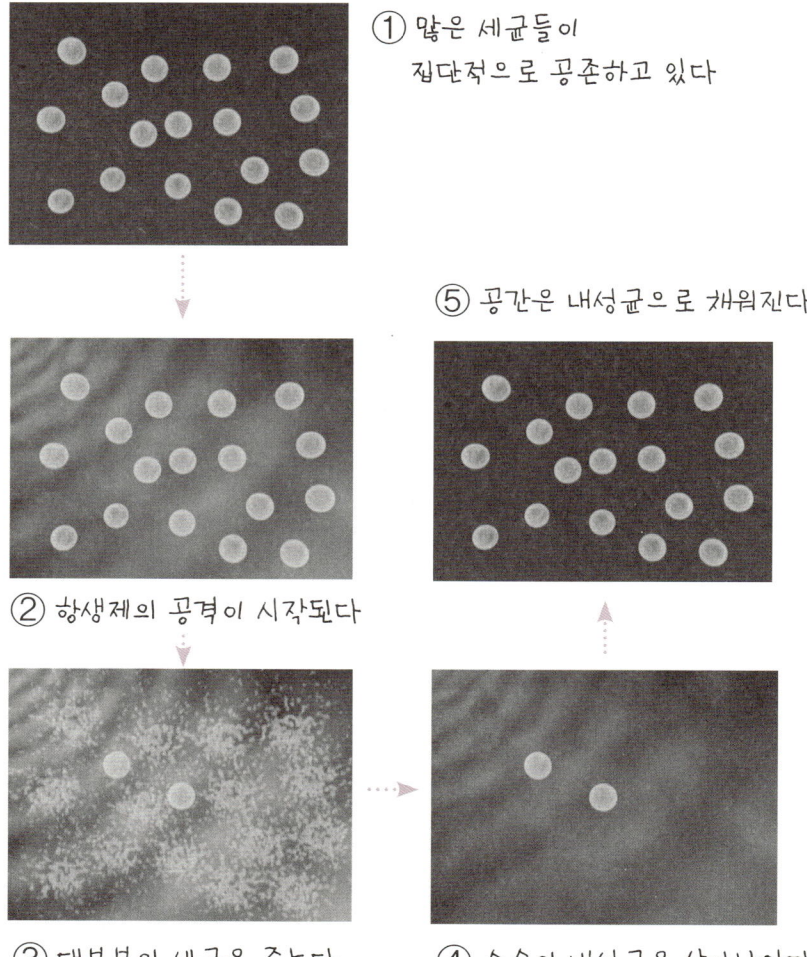

## 내성균의 생성 방식 (2) 내성의 교차

① 항생제 내성의 유전자를
   가지고 있는 세균

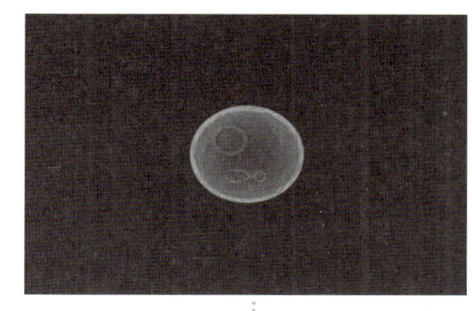

② 내성 유전자를 가진
   플라즈미드가 생성된다

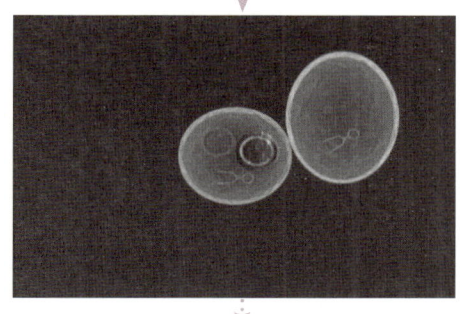

③ 플라즈미드가 이동하면서
   다른 세균도
   내성을 갖게 된다.

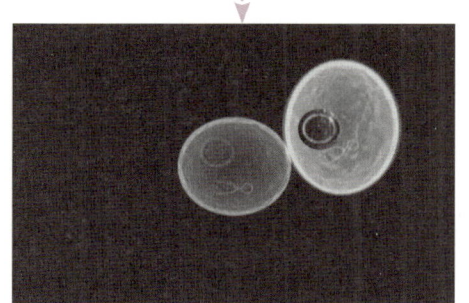

추게 되면, 이 돌연변이 변종 내성균만이 살아남아 곧 증식을 시작합니다. 물론 여러가지 항생제를 섞어 쓰면 각각의 약제에 내성을 가진 돌연변이들에 대응할 수 있지만 이것도 잠깐의 승리일 뿐입니다. 곧이어 여러 항생제에 내성을 한꺼번에 지닌 세균들도 역시 생겨나기 때문입니다. 세균은 자신의 돌연변이로 내성을 만들 뿐만 아니라 세균과 세균이 이런 내성을 교환해 더욱 강력한 내성균을 만들기도 합니다. 세포 안의 작은 링 모양으로 생긴 플라즈미드라는 내부기관은 세포 내에 독립적으로 존재하는 DNA을 구성하는 핵인데, 이를 통해 내성을 교환하는 것입니다. 의학에서는 1개 항생제 성분에 내성을 가지면 1제 내성균, 4개 성분에 내성을 가지면 4제 내성균이니 하는 말로 표현하고 있습니다.

이렇듯 여러가지 형태의 내성이 개별적으로 혹은 집단적으로 만들어지면서 항생제의 개발 속도와 무한경쟁하고 있는 것이 현재의 상황입니다.

### 아이들에게 자주 처방되는 항생제

아이들에게 흔한 세균감염의 원인이 되는 세균은 대부분 황색포도알균, 폐렴구균, 인플루엔자균, 사슬알균, 그리고 마이코플라즈마 등입니다. 항생제를 처방할 때는 증상에 따라서가 아니라 증상의 원인이 되는 세균에 따라 약을 처방해야 합니다.

최근에 나온 신약에도 내성이 생긴 경우가 있는 요즘에는 세균 퇴치가 가능한지, 또한 어느 정도 가능한지 검사를 통해 알아본 후 투약해야 합니다.

아이들에게 자주 처방되는 약은 주로 페니실린 계열, 세펨 계열, 마크로라이드 계열의 항생제들입니다. 일반적으로 병원에서 처방하는 항생제는 처방전에 제약회사가 붙인 상품명을 씁니다. 따라서 여러분들이 알고 있는 항생제 이름도 대부분 성분명이 아니라 상품명입니다. 그러나 모든 약에는 성분 표시가 되어 있으니 이를 참고하시고 의사에게 물어보면 됩니다.

### 의사들을 위한 〈항생제 치료 가이드 라인〉

다음 페이지 그래프 〈세계 주요 국가의 항생제 구입비용〉을 보면, 일본은 세계적으로도 항생제를 많이 사고 많이 쓰는 국가라는 사실을 알 수 있습니다. 특히 일본은 광범위한 여러 세균을 일망타진하는 세펨 계열의 비용 지출이 아주 많습니다.

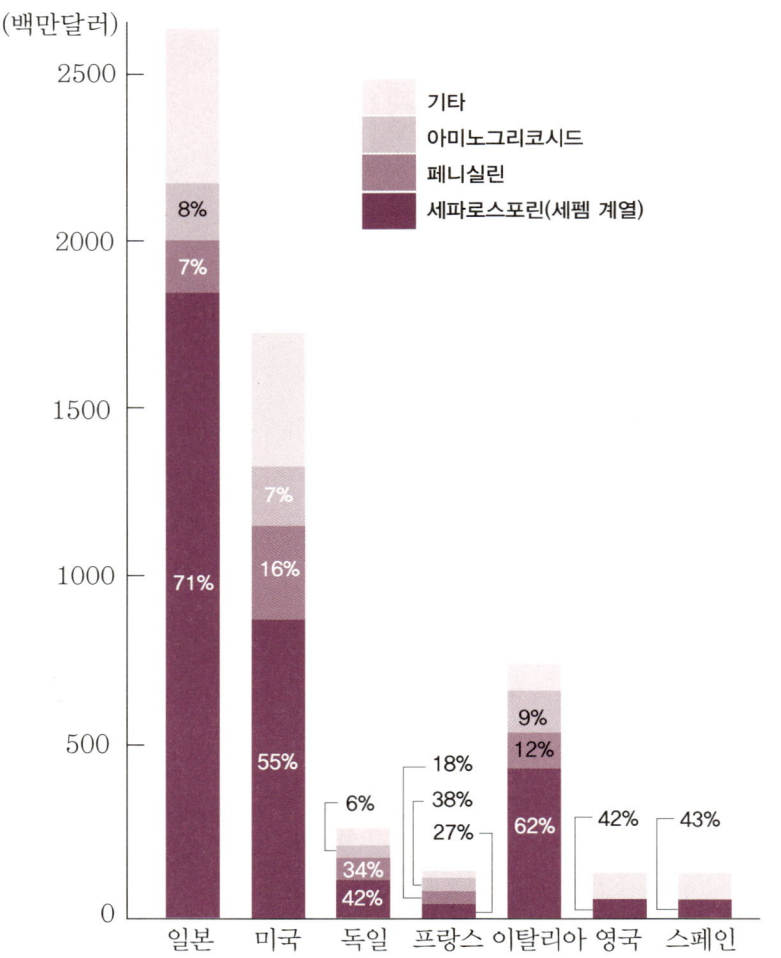

광범위 항생제인 세펨 계열 항생제는 어떠한 세균에나 효과가 있어서 의사들이 쉽게 처방하였고 환자도 항생제를 처방받지 않으면 불안하여 항생제 처방을 요구하곤 했습니다. 그런데 세계적으로 유례없이 일본이 세펨 계열 항생제를 대량 사용하는 데는 일본의 제약회사도 한몫 하고 있습니다. 이미 오래 전에 나온 약은 싼 가격 때문에 제약회사가 수지를 맞출 수 없다는 이유로 제조를 중단해버립니다. 과거에 나온 항생제들은 특정 세균을 치료하도록 조준된 약들이 많아서 정확하게 한 세균을 대상으로 투여할 수 있었지만 이런 약은 많이 팔 수가 없어서 제약회사들은 외면을 합니다. 결국 의사가 원한다 해도 이런 약은 없는 상태가 되고 말았습니다.

의사들의 인식에도 문제가 있습니다. 수술환자들에게는 피부 절개 후 세균 감염을 예방하기 위해 수술 전후 항생제를 투여합니다. 그런데 본래 수술 전에만 1회 사용하면 효과도 높고 사용량이 적어도 되지만 일본에서는 수술 후에도 장기간에 걸쳐 항생제를 투여하고 있는 실정입니다. 2002년 조사에서 수술 전에 1번만 항생제를 사용한 경우는 1% 미만으로 90% 이상이 수술 후에도 다량 사용하고 있다고 밝혀졌습니다. 일본에서 MRSA가 만연하고 있는 현상은 이런 항생제의 사용량과 연관이 있습니다.

일본에서 MRSA가 크게 유행하였던 때는 1980년대였는데 그보다 10년 전에는 호주에서도 크게 문제가 되었습니다. 호주 정부는 그를 계기로 〈항생제치료 가이드라인〉을 마련해 의료현장에서의 항생제 사용 관행을 재검토하게 했습니다. 그 결과 호주에서는 MRSA 유행이 진정되고 다른 내성균도 줄어들게 되었습니다. 당시 호주에는 자국기업인 유력한 제약회사가 없어서 이러한 대책이 실제로 집행될 수 있었다고 합니다.

그러나 호주처럼 항생제 치료 가이드라인을 만들어 배포하려던 일본 정부는 제약업계의 반발로 제한적인 대응책을 마련할 수밖에 없었습니다. 어쩌면 정부 차원에서 항생제 내성 문제에 적극적으로 나서기에는 아직 힘든 일인지도 모르겠습니다.

그렇지만 민간부문에서는 항생제를 제대로 쓰자는 생각들도 늘고 있습니다. 호주 등 다른나라의 항생제 치료 가이드라인을 참고하는 의사들도 늘어나고 있습니다. 이런 현상은 항생제 오남용의 위험이 날로 커지는 것과 깊은 관계가 있습니다.

## :: 우리나라의 항생제 계열별 사용량 순위 ::

IMS KOREA 자료에 의하면 우리나라에서는 페니실린 계열이 35.88%, 세펨(세팔로스포린)계열이 25.43%, 마크로라이드 계열이 13.16% 순으로 항생제를 사용하고 있습니다. 특히 가장 많이 쓰는 페니실린 계열은 황색포도알균의 경우 2003년 내성률이 90%를 넘고 있어 사용에 있어서 각별한 주의가 필요합니다.

우리나라 2002년 상반기 성분계열별 항생제 사용량 (IMS자료)   (단위 DDD/1000명/일)

| 성분계열 | | 2002년 상반기 | |
|---|---|---|---|
| 대분류 | 소분류 | 사용량 | % |
| TC(Tetracycline) | TC(Tetracycline) | 2.0122 | 11.83 |
| AP(Amphenicols) | AP(Amphenicols) | 0.0538 | 0.32 |
| PC(페니실린 Penicillins) | BL(Beta-lactam with extended spectrum) | 6.1008 | 35.88 |
| | PR(Beta-lactamase resistant penicillins) | 0.0008 | 0.00 |
| CM (Other beta-lactam antibacterials) | CP(세팔로스포린 Cephalosprins) | 4.3238 | 25.43 |
| | MB(Monobactams) | 0.0037 | 0.02 |
| | CB(Carbapenems) | 0.0065 | 0.04 |
| ST(Sulfonamide and Trimethoprim) | ST(Sulfonamide and Trimethoprim) | - | - |
| ML(Macrolides & Lincosamides) | MC(마크로라이드 Macrolides) | 2.2378 | 13.16 |
| | LC(Lincosamides) | 0.2862 | 1.68 |
| AG(Aminoglycoside antibacterials) | Streptomycins | | 0.00 |
| | Other aminoglycosides | 0.3573 | 2.10 |
| QN(Quinolne) | QN(Quinolne) | 1.5444 | 9.08 |
| COM(Combinations) | Combinations of antibacterials | | |
| | GP(glycopeptide and polymyxins) | 0.0219 | 0.13 |
| | SI(Steroid, | 0.0555 | 0.33 |
| 계 | | 17.0046 | 100 |

2003. 3월 보건복지포럼 p77, 이의경 〈항생제 사용량및 내성률 변동양상 분석〉의 표2

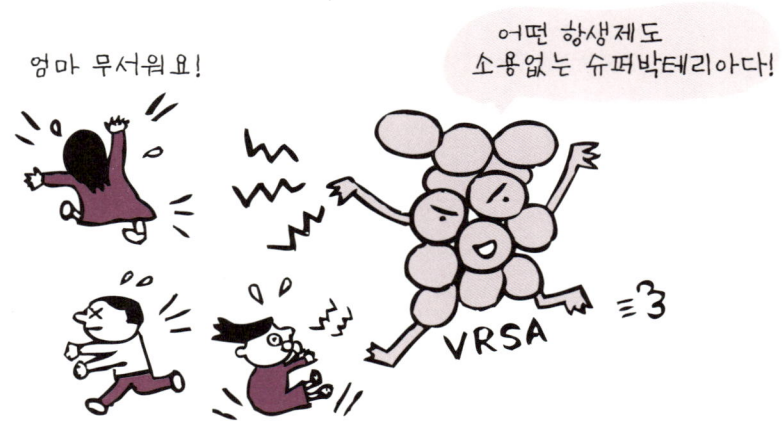

# 가정과 학교, 어린이집에서의 감염 예방 교육

### 낫지 않으면 내성균을 의심하자

지금까지 우리는 소아과를 무대로 항생제가 일상적으로 듣지 않게 된 현실과, 그것이 얼마나 위험한 일인가에 대해 살펴봤습니다.

내성균들은 건강할 때는 몸 안에서 다른 세균들과의 생존 경쟁 때문에 수가 적지만, 몸안에 항생제가 들어오면 그 항생제 때문에 다른 세균이 없어지면 생존 환경을 독점하게 되어, 왕성하게 활동할 수 있게 되고 그 수는 폭발적으로 늘어납니다. 세균들은 환경만 조성되면 하룻밤 사이에 1억 개까지도 늘어날 수 있습니다.

내성균은 이와 같이 항생제의 공격 상황에 강하지만 그 기본 성질은 일반 균과 별 차이가 없어 병을 일으키는 원인으로 작용합니다. 예를 들어 아이가 체내에 들어온 내성균으로 인해 중이염에 걸렸다고 할 때, 치료를 위해 항생제가 투여되면 내성균 숫자가 오히려 늘어나서 중이염은 점점 더 낫기 힘들어집니다.

특히 어린이집이나 유치원에 다니는 아이들은 다른 아이들로부터 여러 성질의 내성균에 노출되면서 반복적으로 중이염을 앓습니다. 항생제를 썼지만 낫질 않는다거나, 나았다가도 다시 걸리고 마는 아이들의 난치병은 바로 이런 경과를 거치기 때문입니다.

만일 좀처럼 낫지 않는다면 아이가 먹던 항생제를 바꿀 필요가 있습니다. 병이 호전되지 않는데 같은 약을 계속 먹는다면 내성균은 더욱 강해지니까요.

## 입원할 때 조심해야 할 병원감염

이 내성균 문제가 세계 각국의 걱정거리가 된 계기는 '병원감염'이 사회적으로 문제가 되면서부터입니다.

병원감염이란 처음 입원 당시의 환자에게는 없던 감염이 발생하는 것을 말합니다. 환자가 보균하고 있던 세균이 면역력이 약해진 틈을 타서 감염을 일으키는 경우도 있지만 병원 내 다른 환자, 의료종사자 그리고 의료기구 등을 매개로 균을 획득한 경우도 있습니다. 이런 경우는 항생제에 많이 노출되어 있는 병원의 환경상 내성균일 확률이 높고 치료하기가 아주 곤란한 상황이 되고 맙니다.

내성균은 항생제에 대항하는 능력이 무서운 것이지, 다른 생존 능력은 허약해서 보통 세균보다 비교적 병을 일으킬 확률은 낮습니다. 그래서 건강한 사람들이 내성균으로 인해 중병에 걸리는 일은 드뭅니다.

하지만 병을 얻거나 상처를 입어서 치료를 받아야 하는 상

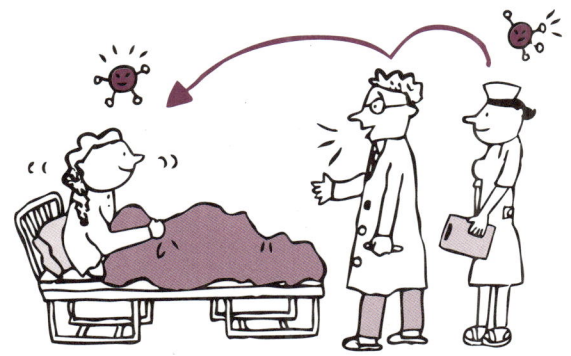

황이 되면 문제는 달라집니다. 더구나 입원 치료를 할 때는 누구나 면역력이 떨어져서, 보통 때는 얌전하던 세균(상재균)들이 급격하게 활동하게 됩니다.

2002년 초여름 오사카 시립병원에서 신생아가 MRSA에 감염됐다는 보도가 떠들썩했습니다. 당시 발표에서 MRSA에 감염된 신생아는 10명이었는데, 그 중 1명이 발열, 습진 등의 증상을 보였다고 합니다. 그 후에 다시 검사하니 58명의 신생아에서도 MRSA가 검출되어 모두 68명의 신생아들이 감염됐다고 발표했습니다.

전국 신생아집중치료시설(NICU)에서 조사한 결과, 신생아의 MRSA 보균률이 25%가 넘는 시설이 과반을 넘었습니다.

치료를 받는 병원에서
내성균에 감염되고 더 큰 병이 걸리는 일이
절대로 있어서는 안 됩니다!

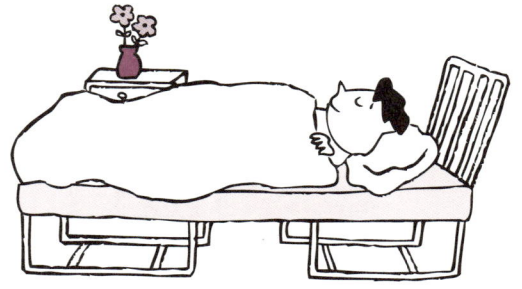

MRSA는 NICU에서 치료받는 신생아들에게 패혈증을 일으키는 주요한 원인이 되고 있습니다. NICU에서 MRSA 보균아의 비율을 완전히 없애는 것은 어렵다고 흔히들 말하지만 어떻게든 대책을 세워야 합니다.

소아환자의 병원감염 사례로 1996년에 도쿄에서 신생아 3명이 레지오넬라균에 감염되어 2명이 사망한 사건도 있습니다.

사실 병원감염으로 인한 죽음은 의료현장에서 드문 일이 아니라서 매스컴의 뉴스거리조차 되지 못하고 있습니다.

언론에서 다루지 않는다고 이 세상에서 일어나지 않는 일로 여길 수도 있습니다만 병원감염은 지금도 놀라운 숫자로 일어나고 있습니다.

### 무서운 병원감염의 실체 'MRSA'

병원감염을 유발하는 세균 중에 가장 문제가 되는 것이 MRSA입니다. MRSA는 일본의 병원감염 중 약 80%를 차지하는 원인입니다. 병원들 거의 대부분에서 MRSA가 발견되었습니다.

항생제가 듣지 않는 내성균은 MRSA외에도 많지만 MRSA가 특히 문제가 되는 것은 황색포도알균이 매우 특별한 세균이라는 점 때문입니다.

　황색포도알균은 많은 사람들의 코나 목에 살고 있는 균으로 주위에 보통 산재해 있는 상재균으로, 포도송이처럼 배열하는 이 세균은 흔한 균이지만 '화학요법의 시금석'이 됐다고 할 정도로 다루기 어려운 균입니다. 세균 가운데 가장 독소가 많은 균이 바로 황색포도알균입니다.

　포도알균이 만든 독소만으로도 인체에서 식중독을 일으켜 황색포도알균은 인체에 유해한 세균으로 알려져 있습니다. 이 친근하면서도 무서운 포도알균은 항생제의 개발속도에 맞춰 자신도 스스로 진화해, 지금까지 개발된 약 170가지 항생제에 모두 내성을 획득하고 마지막까지 효과가 있는 반코마이신에까지 내성을 가지게 되면, 말 그대로 내성균의 왕인 슈퍼박테리아 VRSA라고 불리게 됩니다.

　1호 항생제인 페니실린을 발견한 알렉산더 플레밍도 이런 내성 발생의 위험성을 숨을 거둘 때까지 강조했습니다. 그런데 정말로 소중하게 필요할 때만 페니실린을 쓰라고 강조했던 그의 뜻과는 반대로, 제2차 세계대전 중 페니실린은 상품화되면서 세계 각지에서 마구 쓰이게 되었습니다.

　결국 페니실린이 대량생산되고 얼마 되지 않은 1946년에 벌써 세균감염의 14% 가량은 페니실린이 듣지 않았습니다. 그 후

40년대 말에는 59%까지 내성률이 올라갔습니다.

1960년엔 페니실린을 개량해 페니실린이 듣지 않는 황색포도알균을 퇴치할 수 있는 강력한 항생제 '메티실린'이 개발되었습니다. 그러나 바로 그 이듬해인 1961년 메티실린에 내성을 가진 황색포도알균, 즉 'MRSA'가 출현했습니다.

이 MRSA는 70년대 후반 세계 각지에서 문제를 일으키면서 조명을 받게 됩니다. 그 즈음 여러 가지 세균에 폭넓게 사용되던 세펨 계열 항생제가 널리 사용되었는데, MRSA는 세펨 계열 항생제 종류에 바로 내성을 얻으면서 현재의 거의 모든 항생제가 듣지 않는 '다중 약제 내성균'으로 변하고 말았습니다. 그래도 5~6년 전까지는 반코마이신이라는 항생제로 치료할 수 있었지만, 1996년 일본에서도 이 반코마이신도 효과가 없는 슈퍼박테리아가 출현했습니다.

일본에서 MRSA가 가장 많이 발견된 때는 제3세대 세펨계열 항생제가 가장 많이 사용됐던 시기인 1981년입니다. 병원감염이 일본의 사회문제로 떠올랐던 이 시기에 병원에서 검출되는 황색포도알균의 반 이상이 MRSA였습니다.

그로부터 20년이 지난 현재, 황색포도알균 중 MRSA의 비율은 60~70%입니다. 그 그간 동안 일본은 속수무책으로 시간만 보내고 있었던 것입니다.

의료 현장에서 항생제의 사용을 줄이고 치료의 원칙을 지키는 것, 동시에 병원감염을 예방하는 지침을 철저히 지켜야 내성균 증가율은 낮출 수 있습니다. 병원에서 환자와 환자로 옮아가는 세균의 경로는 거의 대부분 의사나 간호사 등 의료 종사자들을 통합니다.

의료계 종사자들은 환자 치료 전후에 반드시 손을 씻고 보호장구를 제대로 착용하고, 병실을 청결하게 관리하는 평소 원칙들을 철저하게 인식하고 실행해야 할 것입니다.

### 아이들을 노리는 '지역사회 MRSA' 감염

그러나 내성균 발병은 면역력이 떨어진 입원 환자들에게만 해당되는 것이 아닙니다. 최근에는 병원 밖에서 확산되는 MRSA도 문제가 되고 있습니다.

병원감염을 일으키는 MRSA와는 전혀 다른 성격인 이 병원 밖의 지역사회에서 감염되는 MRSA는 증식 속도가 매우 빠르고 독성도 강하다고 알려져 있습니다.

1999년 8월 미국에서는 1주일 동안 4명의 아이가 중증 폐렴을 일으켜서 병원으로 옮겨졌습니다. 모든 항생제를 투입해 치료를 하였지만 결국 모두 사망하고 말았습니다. 이 아이들과 가족들은 사망하기 전 반년 동안 병원에서 치료를 받은 적이 없었습니다.

각각 13세, 7세, 16개월, 12개월의 아이들이 각기 다른 지역에서 MRSA에 감염되어 사망한 이 사례는 세계 의료관계자들을 긴장시키는 커다란 충격이었습니다.

히라마츠 교수에 의하면 이후 미국에서 전국적인 조사를 벌였더니 아이들이 살아가는 지역사회에서 발생한 MRSA를 갖고 있었으며, 이는 호주, 뉴질랜드에서도 발견되었다고 합니다.

일본에서는 이런 사례가 아직 발견되지 않았지만 센다이 시의 유치원을 조사했더니 아이들에게서 나온 MRSA는 병원 내에서 검출되는 MRSA와는 다른 종류였습니다. 단지 미국의 경우처럼 독성이 강하지 않았다는 것만이 차이점입니다.

그러나 일본도 전국적인 규모로 조사한다면 결과는 다를 수 있습니다.

## 슈퍼박테리아 'VRSA'의 출현

황색포도알균 감염에 항생제가 듣지 않아서 여러 나라의

의료계가 걱정하고 있던 즈음, 1996년 일본의 준텐도 대학병원에 입원한 아이들 가운데 최초로 '반코마이신 내성 황색포도알균(VRSA)'을 가지고 있던 어린이 환자가 히라마츠 교수팀의 조사로 발견됐습니다.

수술한 상처부위에 세균감염된 아이가 항생제 치료가 되지 않아 반코마이신으로 치료했지만 효과가 없었다고 합니다. 다행히 다른 종류의 2가지 항생제로 치료할 수 있었지만 이것도 아이가 가진 VRSA의 증식 속도가 늦었기에 가능했던 것입니다.

2002년 7월 미국에서는 더 내성이 강한 VRSA가 발견되었습니다. 여기에 감염된 환자는 당뇨병, 말초혈관장애 만성신부전, 만성궤양이라는 몇 가지 질병으로 반코마이신을 포함한 여러 종류의 항생제를 장기간 투여하고 있는 상황이었습니다.

한편 사람의 장에 서식하는 장구균이 반코마이신이라는 항생제에 듣지 않게 된 '반코마이신 내성 장구균(VRE)'은 독성 그 자체는 약하지만 중병을 앓게 될 때는 사망할 수 있을 정도로 위험한 세균입니다.

미국에서도 보건당국은 반코마이신이 듣지 않는 내성 장구균(VRE)이 갑자기 증가하자, 반코마이신 투여는 매우 신중하게 하라고 권하고 있습니다. 일본에서도 이미 1996년에 VRE가 발견된 바 있습니다.

앞서 말한대로 반코마이신은 MRSA와 같은 내성균을 없앨 수 있는 최후의 세균 치료 항생제입니다. 그래서 반코마이신까지 듣지 않는 내성 세균들은 무적의 슈퍼박테리아로 불립니다. 이런 슈퍼박테리아가 우리 주변에 나타나지 않도록 더욱 주의를 기울여야 하겠습니다.

### 어린이집, 학교에서 감염예방 교육을!

최근 소아과 의료현장에서 항생제 치료가 잘 듣지 않는 중이염이나 폐렴은 페니실린 내성 폐렴알균(PRSP)의 급격한 확산 때문으로 알려져 있습니다.

PRSP는 1967년에 호주에서 처음으로 발견되었다가 그 후 1977년에 남아프리카에서도 발견되었으며 80년대에 일본을 비롯한 세계 각지에 발견되었습니다. 일본에서 본격적으로 문제가 된 시기는 1990년대부터입니다.

현재 페니실린 내성 폐렴알균인 PRSP와 중등도 내성 폐렴알균인 PISP를 합치면 전체 폐렴알균 감염자의 85%가 페니실린 내성균에 의해 감염되었다는 보고가 있습니다. 제가 근무하는 지역에서도 폐렴알균 감염에 페니실린이 듣는 경우는 10%를 넘지 못하고 있는 것이 현실입니다.

개인적으로도 1년에 걸쳐 감기와 중이염이 낫지 않는 아이들의 세균검사를 했는데 62명 중 35명의 콧속에서 폐렴알균이 발견되고, 그 중 7명의 아이가 페니실린 내성 폐렴알균인 PRSP를 보균하고 있음을 알게 된 적도 있습니다. 이 7명의 아이들은 모두 다른 병원에서 몇 번씩 중이염 치료를 위해 고막을 절개하고 입원했던 경험이 있었습니다. 항생제를 중지하고 수개월이 지나도 PRSP가 없어지지 않는 아이들이 많았던 것입니다.

미국의 질병관리센터(CDC)의 조사에 따르면 중이염으로 통원치료한 건수가 1975년에는 990만 회였는데 현재는 3000만 회를 넘기고 있다고 합니다. 중이염이 점점 낫기 힘든 병이 되고

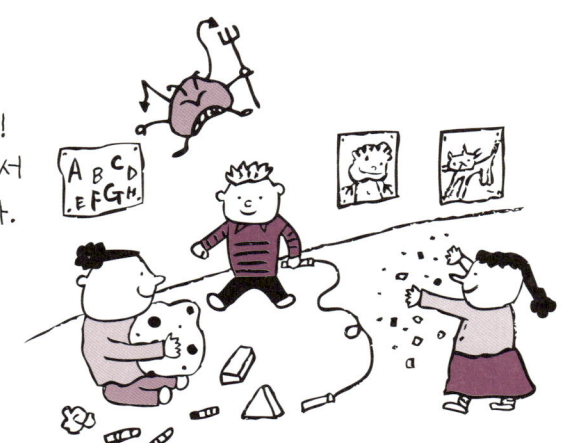

아이들에게 옮겨 다니는 세균!
어린이집, 유치원에서 감염예방 교육을 해야 합니다.

있다는 반증입니다.

　1996년 3세의 여자 아이가 폐렴알균에 감염되어 수막염에 걸렸는데, 그 당시만 해도 폐렴알균에는 페니실린이 잘 들어서 금방 나을 수 있었습니다만 이 아이에게는 페니실린이 듣지 않았습니다. 결국 이 아이는 중증 정신장애라는 후유증을 남기고 생명을 건졌습니다. 아이가 다니던 어린이집 아이들을 조사해 본 결과, 이 어린이집에서는 페니실린 내성 폐렴알균(PRSP)을 보유하고 있는 아이들이 많았습니다. 아이는 어린이집에서 PRSP를 얻었을 것입니다.

　감염을 줄이기 위한 노력은 의료현장은 물론 부모들의 관심과 노력도 매우 중요합니다. 아이들은 이렇게 어린이집이나 유치원 등 집단생활을 하는 곳을 통해 내성균을 옮아오기도 하고 또 옮기기도 합니다.

　미국에서는 어린이집에 다니는 아이들이 다니지 않는 아이들에 비해 감염 확률이 1.6배에 달한다는 보고를 내놨습니다.

　페니실린 내성 폐렴알균으로 수막염이 발생했던 미국 위스콘신 주에서는 모든 유치원에 감염과 내성균에 대한 교육을 실시했습니다. 매우 비싼 비용을 들여서 라디오와 포스터로 광고도 했습니다. 연방 정부의 보조금을 얻어 쓰긴 했지만 위스콘신 주가 아이들의 내성균 감염을 예방활동을 벌이며 지출한 비용은 몇 년 후에 대폭 감소한 의료비로 되돌려 받을 수 있었다고 합니다.

최근에는 그동안 사라진 질병으로 여겼던 결핵도 여러 나라에서 다시 퍼지고 있습니다. 일본에서도 1999년에 결핵 긴급 사태를 선언했습니다. 여러 항생제가 듣지 않는 다중약제 내성 결핵균이 급속하게 늘어났기 때문입니다.

이제 우리의 상식을 넘어서 빠르게 진화하고 있는 내성균의 존재는 명백해졌습니다.

아이들이 학업에 열중하면서 자라나길 바라는 부모님들도 이제 열심히 공부하면서 아이를 키워야 합니다. 얼마든지 예방할 수 있는 우리 아이들의 세균 감염에 대한 문제를 말입니다.

참고 문헌

1. 《항생제가 듣지않는다》 히라마츠 게이치, 슈유에이샤(集英社) 국제
2. 《항생제치료가이드라인》 의약품치료연구회/의약비지란스연구소, 의약비지란스(vigilance)센타
3. 《약이여,오만하지말지어다》 미즈노 하지메, 기노구니야쇼텐(紀伊國屋書店)
4. 《변용하는 급성중이염-페니실린내성폐렴알균성중이염의 현상과 대책》 나카야마 노보루. 가네하라출판(金原出版)
5. 《세균의 역습이 시작되었다 -NHK스페셜〈세기를 넘어서〉-》미야모토 히데키, KAWADAE夢新書
6. 《외래진료의 감염증과 한방》 아베 쇼우리, 의치약출판(醫齒藥出版)
7. 《The Antobiotic Paradox》 Stuart B. Levy
8. 《약이 듣지않는다》 나카지마 쇼우키치, 마루젠(丸善)
9. 《세균의 역습》 요시카와 쇼우노스케, 주오고우신서(中公新書)
10. 《현대의 감염증》 아이가와 마사미치/나가쿠라 고우이지, 이와나미신서
11. 《(속)세균의 보복》 제프리 캐논, 미타출판회(三田出版會)
12. 《약이 왜 듣지않게 되는가》 하시모토 가즈, 주오고우신서(中公新書)
13. 《식품과 생활의 안전》 일본자손기금(현 식품과 생활의 안전)(食品暮らしと安全) No.146(2001년6월), No.151(2002년 11월), No.162(2002년10월)

## 병원에 가도 아이들 병은 왜 오래갈까

ⓒ Masahico Terasawa
개정판 1쇄 발행 2009년 10월 20일
개정판 4쇄 발행 2012년 11월 7일


| 지은이 | 테라사와 마사히코
| 옮긴이 | 고희선   | 감수 | 김미나

| 펴낸이 | 송영민
| 펴낸곳 | 도서출판 시금치
| 등록일 | 2002. 8. 5   | 등록번호 | 제300-2002-164호
| 주소 | 서울 종로구 부암동 백석동길 286-32 A동 501호 (우)110-021
| 전화 | (02)725-9401   | 팩스 | (02)725-9403
| 이메일 | ym@greenpub.co.kr
| 웹사이트 | http://www.greenpub.co.kr

ISBN 978-89-92371-09-4 03510
이 도서의 국립중앙도서관 출판시도서목록(CIP)은
e-CIP홈페이지 (http://www.nl.go.kr/cip.php)에서 이용하실 수 있습니다.
(CIP제어번호: CIP2007001916)

값 10,000 원
잘못 만들어진 책은 구입하신 서점에서 바꾸어 드립니다.